ANKYLOSING SPONDYLITIS

强直性脊柱炎

190

问

张剑勇 / 主编

张燕英　贾二涛　何思慧 / 副主编

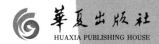

华夏出版社

HUAXIA PUBLISHING HOUSE

图书在版编目（CIP）数据

强直性脊柱炎 190 问 / 张剑勇主编. -- 北京 ：华夏
出版社有限公司，2025. -- ISBN 978-7-5222-0840-4

Ⅰ．R593.23-44

中国国家版本馆 CIP 数据核字第 20247LK694 号

强直性脊柱炎 190 问

主　　编	张剑勇	
责任编辑	张晓瑜	
出版发行	华夏出版社有限公司	
经　　销	新华书店	
印　　装	三河市万龙印装有限公司	
版　　次	2025 年 1 月北京第 1 版	
	2025 年 1 月北京第 1 次印刷	
开　　本	880×1230　1/32 开	
印　　张	8.5	
字　　数	176 千字	
定　　价	59.00 元	

华夏出版社有限公司　　地址：北京市东直门外香河园北里 4 号
邮编：100028 网址:www.hxph.com.cn
电话：（010）64663331（转）

若发现本版图书有印装质量问题，请与我社营销中心联系调换。

编委会名单

主　编　张剑勇

副主编　张燕英　贾二涛　何思慧

编　委（按姓氏笔画排序）

王月言　邓金荣　何思慧　张　珊　张剑勇

张燕英　贾二涛　郭盈澳　廖君兰

主编简介

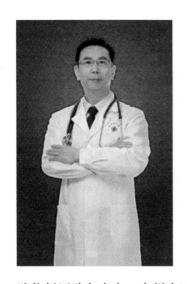

张剑勇　医学博士，二级教授，主任中医师，博士生导师，广东省名中医，深圳市名中医，深圳市五一劳动奖章获得者，首届"深圳好医生"，健康160"年度影响力风湿免疫科专科好医生"。深圳市中医院风湿病科学科主任、顾问专家，深圳市医疗卫生"三名工程"中国中医科学院广安门医院姜泉教授风湿病团队依托团队负责人，广州中医药大学中西医结合风湿病学科学科带头人，广东省中医重点专科学科带头人，广东省名中医传承工作室指导老师，深圳市第五批、第六批名中医药专家学术经验继承工作指导老师，国家自然科学基金委员会及中华中医药学会科学技术奖评审专家，中华中医药学会名医名家科普工作室（建设单位）负责人，中华中医药学会（风湿病）科学传播专家团队科学传播专家。

兼任中华中医药学会风湿病分会副主任委员，中华中医药学会免疫学分会名誉副主任委员，中华中医药学会风湿病防治创新共同体副主席，中国中西医结合学会防治风湿病联盟副主席，粤港澳大湾区中医药临床传承创新研究中心抗痛风联盟主席，广东省中医药学会风湿病专业委员会副主任委员，广东省中西医结合学会痛风专业委员会副主任委员，深圳市中医药学会风湿病专业委员会主任委员，深圳市中西医结合学会痛风专业委员会主任委员，深圳市中医药健康服务协会风湿病慢病健康管理专业委员会主任委员，深圳市中医院痛风爱心俱乐部创始人、执行主席。

主编《风湿免疫疾病中医特色疗法》等著作 20 部，发表论文 140 余篇，其中，SCI 论文 25 篇。主持在研国家自然科学基金项目 1 项，完成国家级、省级、市级课题 20 项，参与 2018 年度国家重点研发计划"中医药现代化研究"重点专项，参与类风湿关节炎、骨关节炎、痛风、干燥综合征、肌纤维疼痛综合征、强直性脊柱炎等病证结合诊疗指南制定工作。获中华中医药学会科学技术奖 4 项、中国中西医结合学会科学技术奖 1 项。

副主编简介

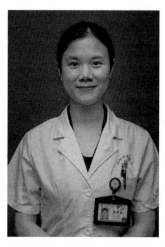

张燕英　深圳市中医院风湿病科副主任中医师，医学硕士，在职博士。兼任世界中医药学会联合会代谢病分会理事，中华中医药学会科普分会常务委员，中华中医药学会免疫学分会委员，中国民族医药协会健康科普分会理事，粤港澳大湾区中医药临床传承创新研究中心抗痛风联盟秘书长，深圳市中西医结合学会痛风专业委员会副主任委员，深圳市中医药学会风湿病专业委员会常务委员，深圳市中医药健康服务协会风湿病慢病健康管理专业委员会常务委员，深圳市医学会风湿病分会委员等。

师承岐黄学者姜泉教授及广东省名中医张剑勇教授，擅长运用中西医结合方法诊治风湿性疾病。入选 2021 年深圳市卫生健康菁英人才青年医学人才及 2023 年中华中医药学会雏鹰计划中医临床青年人才。主持市级课题 2 项，参与多项国家级、省级、市级课题，参与发表 SCI 论文多篇，主编《风湿免疫系统疾病诊断与治疗》及副主编《临床疾病中医诊治实践》《痛风：中医自我保健》等著作，参与其他多部著作编写，获中国中西医结合学会科学技术奖 1 项。

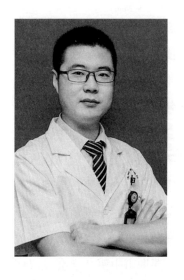

贾二涛 深圳市中医院风湿科副主任医师，医学博士，硕士生导师，中华中医药学会免疫学分会常务委员，广东省中西医结合学会痛风专业委员会常委，广东省中医药学会风湿病专业委员会委员，深圳市中西医结合学会风湿病专业委员会副主任委员，深圳市中西医结合学会痛风专业委员会常务委员，主持多项国家自然科学基金、广东省自然科学基金项目及广东省中医药管理局、深圳市科学创新委员会资助的多项课题，以第一作者或通讯作者发表SCI论文13篇。

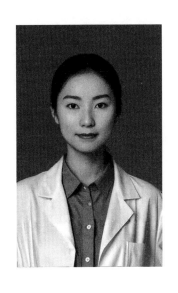

何思慧　深圳市中医院风湿病科住院医师，医学硕士，兼任世界中医药学会联合会中医药免疫专业委员会理事，深圳市中医药健康服务协会风湿病慢病健康管理专业委员会委员，粤港澳大湾区中医药临床传承创新研究中心抗痛风联盟理事，参与多项国家级、省部级课题，参与发表论文5篇，以第一作者（共一作者）发表论文2篇。

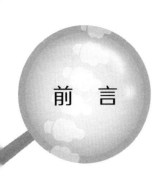

前　言

　　强直性脊柱炎（ankylosing spondylitis, AS）是国内最常见的风湿性疾病之一，以侵犯骶髂关节、脊柱为突出临床特点，也可累及外周关节，部分患者可出现关节外表现。AS多见于青壮年男性，在我国，普通人群的患病率为0.2%～0.3%。据估算，我国至少有500万人罹患该病。如果没有得到及时正确的治疗，部分AS患者会出现反复腰痛或关节痛，并逐渐进展到活动僵硬及终末期的关节融合致残，致使患者无法接受教育、参加工作和正常生活，是造成中青年劳动力丧失的主要原因之一，给社会带来了严重的疾病负担。患者的生活质量普遍降低，是影响家庭、婚姻稳定性的重要因素之一。

　　值得欣慰的是，近二十年以来，对本病的研究取得了令人瞩目的成果：对该病的发病机制有了更深入的认识；早期诊断方法和综合治疗方案使患者受益匪浅；新生物制剂的不断问世，更给患者的治疗带来了新的希望。

　　在长期的风湿病科临床工作中，我们深刻地感受到，许多患者饱受强直性脊柱炎的折磨，一个重要原因就是有关这一疾病的知识没有得到普及。患者和广大群众对该病知之甚少，非风湿病

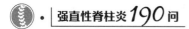

专科医务人员对本病亦是雾里看花，致使一些患者长期被误诊误治，或者不能得到规范有效的治疗。

针对以上问题，笔者组织编写这本书，相信读者能在阅读中有所收获。诚如是，则本书所有编者将会倍感欣慰。

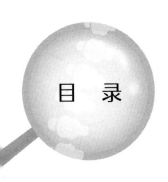

目 录

第四篇　西医疗法

第五篇　中医诊疗

第六篇　饮食调护

第七篇　预防措施

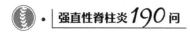

第八篇 监测指标

第一篇

认识危害

1. 什么是强直性脊柱炎?

患者咨询

我最近几个月每天早上都感到背部非常僵硬，起床后需要至少一小时才能缓解，尤其是腰部。此外，长时间坐着或站着也会引起疼痛加剧，活动后疼痛减轻，这已经严重影响到我的正常活动。去医院看病，医生说是强直性脊柱炎。请问什么是强直性脊柱炎?

医生回复：强直性脊柱炎（ankylosing spondylitis, AS）是一种慢性、进行性的炎性疾病，主要侵犯骶髂关节、脊柱、脊柱旁软组织及外周关节，可伴有关节外表现，严重者可发生脊柱畸形和强直。具体而言，AS 起病隐匿，患者逐渐出现腰背部或骶髂部疼痛和 / 或僵硬，可有半夜痛醒、翻身困难，晨起或久坐后起立时下腰部僵硬明显，但活动后减轻。部分患者有臀部钝痛或腰骶部剧痛，偶尔向周边放射。咳嗽、打喷嚏、突然扭动腰部时，疼痛可加重。AS 早期，臀部疼痛呈一侧间断性疼痛或左右侧交替性疼痛。多数 AS 患者的病情由腰椎向胸椎、颈椎发展，出现相应部位疼痛、活动受限或脊柱畸形。本病还可以出现外周关节炎，以髋关节、膝关节、踝关节等下肢大关节居多，常为非对称性，肩关节、肘关节也可能受累，但很少累及手指小关节，而且

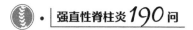

不出现手关节骨质破坏。另外，强直性脊柱炎还可有关节外表现，如葡萄膜炎、炎性肠病等。

2. 什么人容易得强直性脊柱炎?

患者咨询

我的叔叔最近被诊断为强直性脊柱炎，他现在是 40 多岁。我目前 27 岁，男性，常常需要长时间坐在电脑前工作。我最近感到有点下背部不适，特别是在早晨起床时，但我一直以为这可能只是坐姿不正确或劳累造成的。有时我会感到轻微的全身不适和疲劳，尤其是工作压力大的时候。基于我叔叔的病情和我的一些症状，我非常担心我也会面临同样的风险。请问什么人容易得强直性脊柱炎?

医生回复：强直性脊柱炎好发于 18 ~ 35 岁的青少年，在 50 岁以上或 8 岁以下发病者少见，男性多于女性，男女患病之比为（2 ~ 4）：1。在病情严重的强直性脊柱炎患者中，男性比例更高。该病有明显的家族聚集发病现象，如父母、爷爷奶奶、叔叔伯伯中有人患此病，则本人也容易患强直性脊柱炎。研究发现，一些种族的发病与人白细胞抗原 B27（human leucocyte antigen B27，HLA-B27）密切相关。也就是说，HLA-B27 阳性的人患强直性脊柱炎的概率较高。但并不是所有 HLA-B27 阳性的人一定会患强直性脊柱炎，HLA-B27 阴性的人就不会患强直性脊柱炎。总而言之，若青年人有家族病史且无明显诱因出现慢性下腰痛，则应该引起重视，及时就医。

3. 强直性脊柱炎能根治吗?

患者咨询

　　我出现腰背疼痛和僵硬已经大约两年了，特别是早晨起床的时候。半年前，我的症状逐渐加重，现在骶骨和髋部甚至也有些疼痛和僵硬。医生诊断我为强直性脊柱炎。现在我感到非常担忧，因为我是一名建筑工程师，我的工作需要频繁站立和活动，我担心这个病会影响今后的生活。请问强直性脊柱炎能根治吗?

　　医生回复：这个问题是很多强直性脊柱炎患者及家属关心的。我们只能负责任地说，到目前为止，强直性脊柱炎尚无根治方法，患者若能得到及时诊断并合理治疗，则可达到控制症状并改善预后的目的。应通过非药物和药物的综合治疗，控制或减轻炎症，缓解疼痛和僵硬，保持良好姿势，防止脊柱或关节变形，以达到改善和提高生活质量的目的。只要坚持正规的治疗，强直性脊柱炎可以被控制得很好，患者可以像普通人一样工作生活、结婚生子。

4. 腰背疼痛一定是强直性脊柱炎吗?

患者咨询

我今年30岁，近几个月经常感到腰背疼痛和僵硬，晚上翻身都痛，不知道原因是什么。正好听到李宇春以强直性脊柱炎患者视角写的歌曲《五脏六腑》，我担心自己得了强直性脊柱炎。请问腰背疼痛一定是强直性脊柱炎吗?

医生回复：腰背疼痛是普通人群极为常见的一种症状，引起腰背痛的疾病有很多，如腰椎间盘突出症、骨质疏松、肾结石、腰部外伤等。实际上，大多数腰背疼痛为机械性背痛，如腰椎间盘突出症，一般活动时加重，休息后减轻，化验红细胞沉降率（erythrocyte sedimentation rate，ESR）无异常。而强直性脊柱炎引起的腰背疼痛为炎性背痛。一般有以下特点：①发病年龄 < 40岁；②隐匿起病；③活动后症状好转；④休息时加重；⑤夜间痛（起床后好转）。符合上述五项中的四项，即为强直性脊柱炎引起的炎性背痛。因此，当出现腰背疼痛时，您应当找风湿病专科医生为您判断，以免贻误病情。

5. 强直性脊柱炎为什么会导致腰背部畸形?

患者咨询

　　我今年 40 岁,患强直性脊柱炎已有十多年了,我发现我的脊柱似乎变得越来越直了,而且有时候感觉自己像是在弓着身子行走,无法挺直。请问强直性脊柱炎为什么会导致腰背部畸形?

　　医生回复:强直性脊柱炎可以引起骨骼侵蚀和软骨破坏,最终发生骨性强直。强直性脊柱炎导致的腰背部畸形主要是由该病对脊柱的破坏引起的,脊柱的最初损害为椎间盘纤维环和椎骨边缘连接处的肉芽组织形成,继而纤维环外层被骨质替代,形成韧带骨赘,并逐渐形成椎体骨桥,进一步发展则形成竹节样脊柱,从而导致腰背部畸形。

6. 强直性脊柱炎还会导致哪些畸形?

患者咨询

　　我最近确实有腰背部疼痛和僵硬,而且我发现脊柱的形态好像也在慢慢改变。我听说强直性脊柱炎会导致一些畸形,除了腰背部畸形之外，请问强直性脊柱炎还会导致哪些畸形？

医生回复：强直性脊柱炎还会导致以下畸形。①驼背：脊柱关节炎引起脊柱侧凸，特别是在胸椎区域。②脊柱侧弯（弯曲）：由于椎间关节的炎症和融合，脊柱可能在侧面出现曲线，导致脊柱向一侧弯曲。③扁平胸：因胸椎融合，胸廓可能变得扁平，进而影响呼吸。④脊柱僵硬：椎间关节的炎症和融合导致脊柱逐渐失去正常的灵活性，使患者难以进行正常的弯曲和旋转动作。⑤髋关节炎：强直性脊柱炎也常影响骨盆和下肢，特别是髋关节，引起炎症和疼痛，进而可能影响行走和运动。

7. 强直性脊柱炎患者是否会出现眼睛发红、视物模糊？

患者咨询

我是一名强直性脊柱炎患者，最近几天我发现我的眼睛时不时发红，有时候还会视物模糊。请问强直性脊柱炎患者是否会出现眼睛发红、视物模糊？

医生回复：强直性脊柱炎患者有可能出现眼部症状，大约25%～35%的强直性脊柱炎患者可能会出现葡萄膜炎。强直性脊柱炎的病程越长，葡萄膜炎的发生率越高。葡萄膜炎多呈急性发作、单侧发病，也可双侧交替发作。葡萄膜炎的典型症状包括局部疼痛难忍、充血、畏光、流泪，还有就是您提到的视物模糊。重要的是，如果不及时治疗，葡萄膜炎可能会引发严重的并发症，损伤视力。因此，如果您患有强直性脊柱炎并已出现任何眼部问题，如视物模糊、眼睛疼痛或者红肿，应该立即就医。

8. 反复足跟肿痛一定是强直性脊柱炎吗?

> **患者咨询**
>
> 　　最近有个问题一直困扰我：我这一段时间反复出现足跟肿痛的症状，便上网查了一些资料，有人说这可能是强直性脊柱炎的表现。请问反复足跟肿痛一定是强直性脊柱炎吗?

　　医生回复：足跟肿痛是强直性脊柱炎常见的症状之一，很多强直性脊柱炎患者会出现单侧或双侧足跟痛。刚开始，疼痛部位不红不肿、皮温、皮色多为正常，常有反复发作或较长时间不缓解的情况。反复发作后，足跟部增大，触之较硬，有"筋包感"。但我们一直强调，足跟肿痛并不一定就是强直性脊柱炎。有许多其他原因也可能导致足跟痛，如跖筋膜炎、关节炎、痛风等。我们不能仅凭这些症状就做出诊断。对于存在强直性脊柱炎家族史，又反复出现足跟痛等症状的患者而言，需要尽早就诊，完善HLA-B27、骶髂关节与脊柱关节的 CT 或 MRI 等检查，尽早明确诊断。

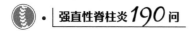

9. 幼年强直性脊柱炎能治愈吗？

患者咨询

我儿子今年14岁，四个月前出现髋关节疼痛及足跟痛，医生诊断其为幼年强直性脊柱炎。经过治疗，症状已经好多了，但我们还是很担心这个病会对孩子今后的生活产生影响。请问幼年强直性脊柱炎能治愈吗？

医生回复： 若强直性脊柱炎患者初次发病时间在16岁以前，医学上则将其称为幼年强直性脊柱炎。因为目前它的病因和发病机制不是十分清楚，所以还不能被根治，需要长期治疗。治疗的目的在于缓解疼痛，保持良好的姿势及关节功能，延缓病变进展。虽然强直性脊柱炎不能完全治愈，但可以做到临床症状缓解，即所谓的临床治愈。您和家人不必太担心，只要坚持正确的治疗，积极配合，坚持服药和功能锻炼，您儿子的病是可以控制得很好的，不会影响正常生活。

10. 幼年强直性脊柱炎影响患儿生长发育吗？

患者咨询

我儿子今年10岁，半年前，孩子走路时总是右膝疼痛，当初我们以为这是生长痛，后来发现他的疼痛越来越明显，都不爱出门玩了。我们赶紧带他去医院看病，医生说是强直性脊柱炎，要赶紧治疗，如果治疗不及时，会影响他今后的发育。请问幼年强直性脊柱炎影响患儿生长发育吗？

医生回复：幼年强直性脊柱炎患儿因为肢体疼痛，身体活动会减少，可能影响生长发育。此外，在治疗幼年强直性脊柱炎时，医生会运用糖皮质激素类药物，该类药物可引起钙的流失，影响患儿生长发育。所以，在临床上，医生应尽量使用对患儿生长发育影响小的药物；在疼痛缓解的情况下，家长也应当鼓励患儿进行适当的体育锻炼；在饮食上，家长则应注意给孩子加强补钙。

11. 幼年强直性脊柱炎与成人的强直性脊柱炎有什么区别？

患者咨询

我儿子今年7岁，三个月前突然出现双足跟疼痛，严重时不能行走，医生说我儿子得了幼年强直性脊柱炎。请问幼年强直性脊柱炎与成人的强直性脊柱炎有什么区别？

医生回复：幼年强直性脊柱炎虽然属于脊柱关节炎的"小字辈"，但相对于成人的强直性脊柱炎来说，仍有其独特之处，包括以下几个方面。①幼年强直性脊柱炎患者多以外周关节炎为首发症状，大多为单关节起病，最多见的为膝关节、髋关节，很少以腰骶部疼痛起病。而成人强直性脊柱炎患者多表现为背部疼痛、腰背部僵直。②附着点炎，即出现足跟等部位疼痛，在幼年强直性脊柱炎中远比在成人的强直性脊柱炎中更多见。③与成人的强直性脊柱炎相比，幼年强直性脊柱炎更容易有关节外的全身性表现，如发热、消瘦等症状。

12. 幼年强直性脊柱炎的预后如何？

患者咨询

我儿子8岁了，半年前开始出现反复双踝关节、双膝关节肿痛，有时候还有发热，体温在38℃上下波动，被诊断为幼年强直性脊柱炎，已经用了生物制剂，但关节肿痛还是反复发作。我很担心这个病会对他今后的生活有影响。请问幼年强直性脊柱炎的预后如何？

医生回复：一般而言，早期诊断和积极治疗是幼年强直性脊柱炎预后的关键因素。幼年强直性脊柱炎的病情进展较为缓慢，患儿若能够遵从医嘱，坚持规律治疗及长期运动锻炼，总体预后较好。尽管患儿的四肢关节均可受累，但除髋关节外，其他受累关节的炎症均可治愈，不遗留残疾。髋关节受累者，除了早期有髋部疼痛和活动受限制，大约1/3的患者可发生髋关节破坏或狭窄，最终导致关节强直，须进行全髋关节置换。虹膜睫状体炎多不遗留严重后遗症。强直性脊柱炎患者较少见心脏病变，如果早期出现心脏病变，则表明预后较差。

13. 强直性脊柱炎有遗传性吗?

患者咨询

我爸爸被确诊为强直性脊柱炎已有二十多年，虽然我和我哥目前没有任何症状，但是听说强直性脊柱炎有家族遗传性，所以我担心我和我的子女将来也会得强直性脊柱炎。请问强直性脊柱炎有遗传性吗?

医生回复: 强直性脊柱炎有一定的遗传性，其易感基因有100多个，属于多基因遗传病，且在致病过程中，需要内在易感因素与外因共同作用才能发病。有研究表明，强直性脊柱炎患者的一级亲属患该病的概率约为19%，强直性脊柱炎患者的HLA-B27 阳性的一级亲属患该病的概率增至32%。因此，强直性脊柱炎患者应警惕自己的下一代发生该病的可能性，若发现自己的孩子有强直性脊柱炎的早期症状，如不易察觉的一过性、非对称性下肢关节肿痛，髌骨、跟腱等肌腱附着点疼痛，腰背部僵硬不适感及反复发作的虹膜睫状体炎等，应及时带孩子到有风湿病专科的医院就诊，以尽早明确诊断，及时治疗。

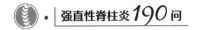

14. 强直性脊柱炎对人体的危害有哪些?

患者咨询

我儿子今年18岁,刚上大学,半年前开始出现腰背部疼痛,时有半夜痛醒、翻身困难,严重影响睡眠,导致他心情很郁闷。到医院看病,医生说是强直性脊柱炎。请问强直性脊柱炎对人体的危害有哪些?

医生回复: 强直性脊柱炎的危害性主要表现在以下方面。

(1)致残率高:此病一般先侵犯骶髂关节,然后沿脊柱逐渐向上发展,累及腰椎、胸椎,甚至颈椎,引起腰背疼痛和进行性活动受限。若病情进一步发展,则可使椎间盘、椎间各韧带发生骨化,形成X线片上可见的竹节状骨性强直。有的患者可能出现不同程度的驼背畸形。60%以上的患者可出现髋关节受累,导致髋关节间隙变窄、骨质破坏和髋关节严重疼痛,从而使患者不敢做髋关节屈伸活动,久之则使髋关节形成骨性强直而失去活动功能,造成终身残疾。而儿童期患病累及髋关节病变者较多,因此,其致残率更高,危害性更大。

(2)误诊率高:约90%的患者在患病三年后确诊,贻误治疗者较多,增加了此病的致残率。在患病一年以内确诊的儿童期患病者只占5%,有的地区一年内的误诊率可高达100%。

(3)经济负担重:此病需要长期治疗,不仅影响个人身心健康,高昂的治疗费用也给患者和家庭带来很大的经济负担。

（4）无特效疗法：此病目前尚无特效疗法，尤其对于晚期患者，除手术治疗可以恢复部分晚期患者的一定程度的功能外，大部分保守治疗已无能为力。

由以上情况可以看出，强直性脊柱炎给人类带来的危害是很大的，应该引起全社会的高度关注，做好有关防治此病的宣传和普及此病的早期诊断的知识是非常重要的。基层医务工作者要提高对此病的认识，以做到早期诊断，早期治疗，最大限度地降低此病的致残率。

15. 强直性脊柱炎患者可以结婚吗？

患者咨询

我和女朋友已经认识好几年了，感情一直很好。但是我患有强直性脊柱炎，她父母认为我的身体会影响今后的生活，不同意我们结婚。请问强直性脊柱炎患者可以结婚吗？

医生回复：强直性脊柱炎患者是可以正常结婚的。强直性脊柱炎虽然不能被根治，但并不影响患者正常的恋爱、结婚。大多数患者的生殖器官、性功能和生殖功能都不会受到影响，因此，强直性脊柱炎患者均可以和普通人一样恋爱、结婚，享受与普通人一样的婚姻、家庭生活。最重要的是要保持积极的生活态度，遵循医生的治疗建议，建立健康的生活方式，并与伴侣共同面对可能的挑战。

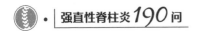

16. 强直性脊柱炎患者可以怀孕、生育吗?

患者咨询

我患有强直性脊柱炎,今年刚结婚,还未生孩子,我和丈夫都很喜欢孩子,准备现在开始备孕。请问强直性脊柱炎患者可以怀孕、生育吗?

医生回复: 强直性脊柱炎虽然具有一定的遗传性,患者的下一代也有可能患上这种病,但一般来说不会影响生育,也不会影响孕妇的分娩。只要做好充分的准备,患者完全可以健康地养育下一代。当然,患者在备孕前最好能先到医院检查,请医生对其一般情况、强直性脊柱炎的病情活动度及所用药物的安全性进行评估,然后再确定是否可以怀孕、生育。

17. 强直性脊柱炎患者在怀孕、生育时需要注意什么? 分娩后可以哺乳吗?

患者咨询

我是一名32岁的女性,得强直性脊柱炎已经十年了。一直接受系统治疗,现在病情已经稳定,仅服用少量的药物。我想今年备孕，但听别人说我吃的药可能会影响胎儿，而且怀孕可能会加重病情。请问强直性脊柱炎患者在怀孕、生育时需要注意什么？分娩后可以哺乳吗？

医生回复：一般来说，若没有严重的脊柱畸形，女性强直性脊柱炎患者怀孕应该不成问题，但怀孕前必须停用甲氨蝶呤、柳氮磺吡啶等药物半年以上。妊娠期间，不断生长发育的胎儿可使患者脊柱前倾，长久站立可使疼痛加剧，此时患者应经常变换体位。在妊娠的前十二周和最后四周内，最好停服非甾体抗炎药，以免影响胎儿的生长发育。在妊娠三个月后，如果妊娠顺利且条件许可，在温水池里进行水疗最为理想。如果患者有严重的臀部畸形，则可能需要进行剖宫产。患者在哺乳期也不能使用上面提到的药物。作为非甾体抗炎药的替代治疗，患者可增加一些体能训练项目。

18. 强直性脊柱炎患者出现关节畸形的危险因素是什么？

患者咨询

我今年30岁，得强直性脊柱炎三年多了，已经开始出现背部强直了。医生告诉我，如果不进行正规治疗，就可能变成驼背，甚至变成"折刀人"。请问强直性脊柱炎患者出现关节畸形的危险因素是什么？

医生回复：强直性脊柱炎患者出现关节畸形的危险因素包括从事重体力劳动、吸烟、家族史、幼年发病、男性。也就是说，从事重体力劳动者比轻体力劳动者更容易出现畸形，吸烟者的关节畸形比不吸烟者更多见，有家族史者的关节畸形比例明显高于没有家族史者，幼年发病者的关节畸形比例较高，男性患者比女性患者更容易出现脊柱竹节样改变等畸形。

19. 强直性脊柱炎患者会有生命危险吗?

患者咨询

我今年才 40 岁，得强直性脊柱炎十年了，已经有点驼背了，经常全身都痛。我担心这样下去会危及生命。请问强直性脊柱炎患者会有生命危险吗?

医生回复：一般没有生命危险。强直性脊柱炎是一种慢性疾病，多呈良性过程，且一般无重要脏器受累，所以一般不影响寿命。患者只要在风湿病专科医师的指导下进行治疗，就能减轻或控制症状，防止并发症的发生，最大限度地恢复体能，健康地生活。强直性脊柱炎一般预后较好，大多数患者能从事全日工作和学习，寿命和一般人群没有区别。少数患者可表现为持续活动性疾病，并在早期出现严重残疾。髋关节受累与颈椎完全强直是功能障碍的重要原因。近年来，髋关节置换术已改善了该病患者的部分或全部功能丧失。另外，该病的早期诊断和治疗可改善预后，早期治疗可延缓疾病的发展，大大减少脊柱强直的发生。因此，强直性脊柱炎患者应对该病予以足够重视，充满信心，积极配合医生的治疗。

20. 判断强直性脊柱炎预后的指标有哪些？

患者咨询

　　我得强直性脊柱炎十多年了，一直接受正规治疗，病情稳定。这次复查 ESR、C 反应蛋白都正常，但是我还是担心这个病的预后不好。请问判断强直性脊柱炎预后的指标有哪些？

　　医生回复：您上面提到的这些指标是反映关节炎症的指标，这些指标正常了，提示关节炎症得到了较好的控制。目前还没有公认的判断强直性脊柱炎预后的指标，但一般认为，患病两年之内出现以下情况可能提示强直性脊柱炎预后不佳：①髋关节病变，以髋关节起病或累及髋关节；②C 反应蛋白（C-reactive protein, CRP）升高；③非甾体抗炎药无效或者效果差，即正规服用非甾体抗炎药治疗两周以上仍然效果差；④腰椎活动受限；⑤腊肠指或者腊肠趾；⑥寡关节炎；⑦ 16 岁之前发病。因此，患者在初次就诊时就应该注意自己是否存在以上因素，早期的诊断和积极的治疗对预后的改善非常重要。

21. 强直性脊柱炎的并发症有哪些？

患者咨询

我刚刚被确诊为强直性脊柱炎，听说强直性脊柱炎患者除了腰背痛可能会有其他并发症，请问强直性脊柱炎的并发症有哪些？

医生回复：①眼病：约23%～25.8%的强直性脊柱炎患者患有葡萄膜炎，他们罹患青光眼、黄斑水肿和白内障的风险较高。②心血管疾病：强直性脊柱炎可能会增加心血管疾病的风险，包括升主动脉炎、主动脉瓣关闭不全、心脏传导异常、心肌肥厚及心包炎等。③呼吸系统疾病：肺受累是强直性脊柱炎晚期的少见表现，以慢性进行性肺上叶纤维化为特点。④神经系统疾病：神经系统症状来自压迫性脊神经炎或坐骨神经痛、椎骨骨折或不全脱位及马尾综合征。⑤消化系统疾病：部分患者可能会伴有炎症性肠病，如克罗恩病或溃疡性结肠炎。⑥泌尿系统疾病：主要为肾淀粉样变性和IgA肾病，表现为血尿、蛋白尿和管型尿，少数患者可出现高血压和肾功能不全。前列腺炎的发病率也较普通人群高。⑦骨质疏松：强直性脊柱炎早期便可见骨量减少，骨质疏松的总患病率约为15%。⑧皮肤表现：约10%的强直性脊柱炎患者存在银屑病，这些患者比无银屑病者病情更严重。

22. 强直性脊柱炎患者能否完成日常工作?

患者咨询

　　我刚查出患有强直性脊柱炎,久坐、久站都会感到腰背部及臀部疼痛,真不知道我还能不能正常上班。请问强直性脊柱炎患者能否完成日常工作?

　　医生回复: 这个问题其实和很多方面相关,有些确诊早、疗效好的患者,大多能完成日常的大部分工作,工作能力和效率也不会因为患病而降低。但确实也存在一些患者,得病后疼痛难耐,无法专心工作。强直性脊柱炎患者能否完成日常工作取决于以下几个方面。①疾病的严重程度:症状持续时间和延误诊断时间越长,患者丧失工作能力的风险越大。②抑郁和焦虑的心理:疼痛、活动受限及逐步发展的脊柱和外周关节畸形,除了给患者带来肉体上的痛苦外,还可能会加速其脱离群体生活,影响工作动力。③发病年龄:发病年龄越小,提前丧失劳动力的风险就越大。④运动锻炼:适当进行运动锻炼有助于患者减轻疾病症状,提高躯体活动度,维持良好的躯体功能,有助于患者更有效地从事工作。因此,要想避免丧失工作能力,要尽早发现病情,尽早确诊病情,尽早针对病情进行规范治疗。

23. 强直性脊柱炎患者可以吸烟吗?

患者咨询

我爸今年40岁,患强直性脊柱炎已经五年多了,因为得了这个病,他经常比较焦虑,不停地吸烟。我劝他吸烟有害健康,他都不听。请问强直性脊柱炎患者可以吸烟吗?

医生回复:请不要吸烟。有部分强直性脊柱炎患者容易选择吸烟来缓解压力,但研究发现,吸烟与强直性脊柱炎的病情活动性密切相关。强直性脊柱炎本身可引起脊柱、胸廓活动受限,导致肺功能下降,而吸烟与许多慢性呼吸系统疾病相关,因此,吸烟不仅会加重呼吸困难,而且能够诱发和加重肺部感染。吸烟也会降低生物制剂的药效,增加患者罹患心脏疾病的风险等。请告诉你爸爸,得了强直性脊柱炎并不可怕,可怕的是不进行正规治疗,或放任自流。请劝他戒烟,并接受正规治疗。

24. 强直性脊柱炎是不是在一定年龄后就会进展减慢?

患者咨询

我患有强直性脊柱炎,今年42岁,被诊断为这个疾病已经七年了。在最初的两年,我发现我的背痛和僵硬状况加重得非常快，特别是早上起床的时候。但是过了那个阶段，我感觉疾病的进展速度有所减慢，尤其是在我开始使用生物制剂进行治疗以后。请问强直性脊柱炎是不是在一定年龄后就会进展减慢？

医生回复：您好，对于强直性脊柱炎的病程，每个人的情况可能会有所不同。对于一些患者来说，疾病的进展可能会在一定年龄后逐渐减慢，但另一些患者可能会在一生中持续受到疾病的影响，或者疾病的进展在不同阶段会有所波动。您在最初的两年里感觉病情加重，这可能是疾病早期活动性增强的表现。而您随后感觉病情有所缓解，这很可能是您开始接受生物制剂治疗的效果。至于疾病进展是否会随着年龄的增长而进一步减慢，目前我们还不能确切预测。但值得注意的是，无论疾病的进展如何，持续的治疗和管理都是非常重要的。这将有助于控制症状，防止疾病进一步损害关节，并保持良好的生活质量。请您继续定期和专科医生一起评估病情，并根据病情的变化调整治疗方案。

25. 强直性脊柱炎患者出现焦虑、抑郁的多吗？

患者咨询

我最近被诊断为强直性脊柱炎，感到很焦虑和沮丧。我在想，其他强直性脊柱炎患者也会有类似的情绪吗？请问强直性脊柱炎患者出现焦虑、抑郁的多吗？

医生回复：强直性脊柱炎是一种长期、慢性的疾病，对患者的生活质量和心理健康都有较大影响。研究显示，与普通人群相比，强直性脊柱炎患者有较高的焦虑和抑郁症状发生率，分别为25%和12%。此外，患者病情越严重，关节功能障碍越明显，其焦虑及抑郁程度就越高。产生焦虑及抑郁的原因是复杂的。一方面，患者对疾病缺乏足够的认识，认为一旦患病，就患了"不死的癌症"，身体畸形是必然的结局，对治疗和生活失去了信心。另一方面，患者过分担心药物的不良反应和治疗带来的经济负担，以及疾病是否会遗传给下一代。值得注意的是，焦虑和抑郁不仅会影响患者的生活质量，也可能影响疾病的管理和治疗效果。因此，对于强直性脊柱炎患者，我们除了要关注其身体健康状况，也需要重视其心理健康状况。及时发现并妥善处理焦虑和抑郁症状，对改善患者的生活质量、控制疾病的活动度等方面都是非常重要的。如果可能，加入患者支持团体也是个好主意，因为与经历相似的人交流经验和感受，可以让您感到更有力量和希望。

第二篇

了解病因

1. 强直性脊柱炎的病因是什么?

患者咨询

我今年 30 岁, 半年前开始出现下腰部疼痛, 夜间痛醒, 早晨起床时僵硬明显, 活动后觉得减轻, 后来到医院风湿病科检查, 医生说我得了强直性脊柱炎。但是在此之前, 我并没有什么特殊症状, 请问强直性脊柱炎的病因是什么?

医生回复: "强直性脊柱炎究竟是由哪些原因引起的? "这是很多患者经常提出的问题。强直性脊柱炎的病因至今尚未十分明确, 内在致病因素 (易感基因阳性) 和外在因素 (环境) 的共同作用才能导致疾病的发生, 具体可能与下列因素有关。①遗传因素: 强直性脊柱炎具有高度家族遗传倾向, 近年来, 关于强直性脊柱炎的家系和孪生研究显示了遗传易感性的多基因式, 证明了强直性脊柱炎的发病与 HLA-B27 基因有紧密的联系, 这说明遗传因素对本病起着决定性作用。除了 HLA-B27 外, HLA-B7、HLA-B22、HLA-B40、HLA-BW42 等也与强直性脊柱炎有弱关联性。但需要明确的是, 在普通人群中, 亦有 4% ~ 6% 呈 HLA-B27 阳性, 因此, HLA-B27 阳性的人不一定会患强直性脊柱炎, 医生从来不单独依据 HLA-B27 阳性来诊断本病。这也说明在遗传因素之外还有其他因素起作用。②感染因素: 强直性脊柱炎患者常伴有呼吸道、消化道、泌尿系统及眼睛局部的炎症, 研究表明, 这些炎症与疾病的发生和活动情况呈相互作用的关

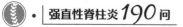

系，即疾病本身会导致全身多系统炎症的发生，相反，机体遭遇细菌或病毒感染时亦会诱发或加重本病。③环境因素：其中最常见也最为公认的为天气因素，环境急剧恶劣变化不仅会导致易感者发生疾病，而且会对缓解期患者的病情起到加速活动的影响。饮食、饮酒、吸烟等对本病的发生也有影响。目前尚无一种学说能够阐明强直性脊柱炎的全部病因，我们只能认为可能是在遗传的基础上，加上感染等多方面的影响而发病的。

2. 强直性脊柱炎的发病机制是什么？

患者咨询

我儿子今年20岁，半年前因下腰部疼痛、晨起活动受限被诊断为强直性脊柱炎，目前正在治疗。医生说这个病不能完全治愈，我们全家都很着急，生活都乱套了。我很奇怪，我儿子身体一向很好，为什么会得这个病呢？请问强直性脊柱炎的发病机制是什么？

医生回复：强直性脊柱炎的发病机制至今仍不十分清楚。目前有许多种假说，其中比较有代表性的是致关节炎抗原学说，即某些外来的细菌侵入人体后，会在关节等处产生一些抗原。这些抗原可以与HLA-B27结合，结合后的复合体（HLA-B27+抗原）变成免疫细胞的攻击目标，进而引发一连串的免疫反应，导致强直性脊柱炎的发生。

3. 强直性脊柱炎的主要病理表现是什么?

> **患者咨询**
>
> 　　我今年19岁,半个月前因反复膝关节肿痛被诊断为强直性脊柱炎。以前我的身体很好,基本不生病,而现在不但两个膝关节经常疼痛,下腰部也经常疼痛。请问强直性脊柱炎的主要病理表现是什么?

　　医生回复:强直性脊柱炎的病理变化可分为关节病理变化和关节外病理变化。关节病理变化又分为附着点炎和滑膜炎。附着点炎是强直性脊柱炎的主要病理特点,其病理过程是以关节囊、肌腱、韧带的骨附着点为中心的慢性炎症,初期以淋巴细胞、浆细胞浸润为主,伴少数多核细胞。炎症引起附着点侵蚀,常伴有附近骨髓的炎症、水肿乃至造血细胞消失,进而形成肉芽组织。经过多次反复,关节周围的软组织出现明显的钙化和骨化,韧带附着处均可形成韧带骨赘,并不断纵向延伸,成为两个直接相邻椎体间的骨桥,使脊柱呈竹节状,最终发生关节纤维性强直、骨性强直、椎骨骨质疏松、肌萎缩及胸椎后凸畸形。

　　病变从骶髂关节开始,逐渐发展到关节突关节及肋椎关节,脊柱的其他关节由下而上相继受累。这是强直性脊柱炎导致腰痛、胸背痛、足跟痛和脊柱强直的主要原因。

　　滑膜炎在强直性脊柱炎中也不少见,典型表现为滑膜细胞肥大和滑膜增生,有明显的淋巴细胞和浆细胞浸润,组织免疫化学

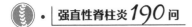

检查可见滑膜浆细胞浸润,滑液检查则以淋巴细胞增多为主。典型的强直性脊柱炎滑膜可见细胞吞噬性单核细胞,即吞噬了变性多核细胞的巨噬细胞。

关节外病理变化主要为睫状体、主动脉根和主动脉瓣、房室结、肺间质、精曲小管及前列腺等处的纤维结缔组织炎症。

强直性脊柱炎的病理变化是复杂多样的,涉及多个关节和器官,因此,本病的早期诊断和治疗非常重要。

4. 肠炎会诱发强直性脊柱炎吗?

患者咨询

三个月前,我在一次吃海鲜和喝啤酒后出现发烧、拉肚子、呕吐,之后就出现下腰部疼痛,一直没好,还伴有双膝关节肿痛,严重时影响活动。到医院检查,医生说我得了强直性脊柱炎。请问肠炎会诱发强直性脊柱炎吗?

医生回复:强直性脊柱炎的病因有很多,其中最主要的是遗传因素、感染因素和环境因素等。感染为诱发强直性脊柱炎的重要因素,包括病毒、细菌、支原体、衣原体等感染。大肠杆菌、沙门氏菌、志贺氏菌、结肠耶尔森氏菌都可以诱发 HLA-B27 相关性关节炎,其中包括强直性脊柱炎。肠炎一般是由以上细菌引起的,所以肠炎可能会诱发强直性脊柱炎。不仅如此,肠炎还易诱发反应性关节炎、肠病性关节炎等。

5. 感冒会诱发强直性脊柱炎吗?

患者咨询

　　我表弟从小就身体不太好,经常感冒,半年前一次普通感冒后出现双膝关节疼痛,到现在还没好,经常反复发作。结果到医院检查,医生说他得了强直性脊柱炎。请问感冒会诱发强直性脊柱炎吗?

　　医生回复:普通感冒一般是不会诱发强直性脊柱炎的。强直性脊柱炎的病因有很多,其中最主要的是遗传因素、感染因素和环境因素等。感染为诱发强直性脊柱炎的重要因素,包括病毒、细菌、支原体、衣原体等感染。你表弟所谓的感冒,可能是由某种病毒感染引起的,所以诱发了强直性脊柱炎。感冒可加重强直性脊柱炎患者的病情。

6. 吹空调会诱发强直性脊柱炎吗?

患者咨询

　　我住在广东省,我的腰背部之前就时常有疼痛感。最近夏季天气炎热,办公室的空调温度很低,我的腰背部疼痛加重了,所以去医院看病,医生说我得了强直性脊柱炎。我的同事说这是因为我吹空调太多了。请问吹空调会诱发强直性脊柱炎吗？

医生回复： 环境是诱发强直性脊柱炎的重要因素之一，这主要是指寒冷、潮湿的环境。空调制造的环境是凉爽和干燥的，而且吹空调的时间不长，一般又是在炎热的夏季，所以吹空调一般不会诱发强直性脊柱炎。不过，如果空调的温度太低，每次吹的时间太长，不但可能加重强直性脊柱炎的病情，而且会使人得"空调病"。

7. 房间潮湿会诱发强直性脊柱炎吗？

患者咨询

我们家几代人生活在海边，房屋离海近，环境比较潮湿。我的爷爷、父亲、母亲都有关节炎，今年我又查出得了强直性脊柱炎。请问房间潮湿会诱发强直性脊柱炎吗？

医生回复： 前面已经提到，寒冷、潮湿是诱发强直性脊柱炎的一个重要因素。长期居住在潮湿的环境中，可以导致机体内环境紊乱，分泌的炎性细胞因子增多，引起炎症反应，这不但会诱发强直性脊柱炎，也可以诱发其他一些关节炎。你家几代人都有关节炎，应当与你们所居住的潮湿环境有关系。建议你们改变居住环境，否则你们的关节炎会越来越重，且难以控制。

8. 吸烟、饮酒会诱发强直性脊柱炎吗？

患者咨询

　　我叔叔得强直性脊柱炎已经有十多年了，经过积极治疗，病情较以前好多了。近期，他的病情时有反复，医生让他戒烟戒酒，说吸烟、饮酒会影响治疗的效果，可他认为吸烟、饮酒和该病没关系，不听医生的建议。请问吸烟、饮酒会诱发强直性脊柱炎吗？

　　医生回复：目前认为，吸烟不但是强直性脊柱炎发病的危险因素，而且会加重强直性脊柱炎患者的病情。有研究发现，相较于非吸烟患者，吸烟患者的疾病持续时间长，病情较重，生活质量较差，吸烟与疾病预后有相关性，且随着吸烟的数量和持续时间的增加，患者的功能状态降低，这也增加了强直性脊柱炎的治疗难度。吸烟会降低肺活量等身体功能，在一定程度上阻碍了强直性脊柱炎患者的治疗，造成不良的疾病预后，影响患者的生活质量。值得注意的是，吸烟对强直性脊柱炎的风险还包括其对非甾体抗炎药和生物制剂等药物的药效影响。因此，对强直性脊柱炎患者来说，戒烟会改善疾病预后，尤其会对强直性脊柱炎的早期治疗效果起到积极作用，降低疾病风险，是患者必须要配合的一项治疗。

　　适当饮用少量红酒可以活血通脉，对改善强直性脊柱炎病情

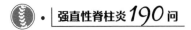

有一定的好处，但不能酗酒。还应注意的是，治疗强直性脊柱炎的一些西药如甲氨蝶呤、来氟米特等会使肝脏产生一定的不良反应，而饮酒过多也会伤肝，进而加大药物的不良反应。所以，在服用这些药物的时候不能饮酒。

9. 工作紧张、劳累会诱发强直性脊柱炎吗？

患者咨询

　　我堂兄今年32岁，患强直性脊柱炎已经六年了，他的工作需要长期加班，很少休息。有人说他得病是因为工作太累了，请问工作紧张、劳累会诱发强直性脊柱炎吗？

　　医生回复： 长期工作紧张、劳累是可以诱发强直性脊柱炎的。因为人体在长期紧张和劳累的状态之下，可能出现内分泌免疫功能失调，导致强直性脊柱炎发病。因此，如果能够排除其他诱发因素，你堂兄得病的原因，可能是他携带强直性脊柱炎的易感基因 HLA-B27，同时工作紧张、过度劳累。此外，长期过度劳累还可以导致强直性脊柱炎的急性发作，或使活动期患者的病情加重。因此，强直性脊柱炎患者一定要注意劳逸结合，避免过度疲劳。

10. 妊娠会加重强直性脊柱炎患者的病情吗?

患者咨询

我姐姐得强直性脊柱炎已有三年,经过治疗,目前病情比较稳定。由于姐姐姐夫都喜欢小孩,在医生指导下积极备孕后,她今年怀孕了,我们虽然高兴,但担心怀孕会加重她的病情。请问妊娠会加重强直性脊柱炎患者的病情吗?

医生回复:对于妊娠会不会加重强直性脊柱炎患者的病情,目前尚存在争议。大约 1/3 的患者可以出现病情改善,1/3 的患者病情保持不变,1/3 的患者病情可能加重,也有的患者在孕期出现病情变化,如孕中期加重,孕晚期缓解,产后六至十二周又加重。至于加重的原因,考虑主要是妊娠使患者体内的雌激素分泌过多,可能导致免疫力下降和身体代谢异常,从而使强直性脊柱炎的病情加重。此外,随着胎儿的不断增大,脊柱关节的负重也会增加,容易受到损伤,导致疼痛加重。胎儿在子宫内发育还可能引起骶髂关节、耻骨联合等部位充血,进一步加重炎症。有时候,临床不能明确区分腰痛症状是由孕期腰部负荷增加所致的生理性疼痛,还是由该病病情活动所致的病理性疼痛。因此,建议强直性脊柱炎患者在备孕之前先去医院进行全面体检,明确身体状况后,由医生决定是否适合怀孕。同时,在日常生活中,注意清淡饮食,多吃富含维生素及蛋白质的食物,避免食用辛辣刺

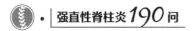

激性食物。适当锻炼身体，增强身体抵抗力。患者如果出现身体不适，应及时到医院就诊，以免延误病情。

11. 妇女产后会容易得强直性脊柱炎吗?

患者咨询

我的岳父是强直性脊柱炎患者，我太太有过下腰部疼痛，到医院检查，医生说她这不是强直性脊柱炎。现在我太太已经产后两个月了，经常出现下腰部疼痛，虽然不是很严重，但我很担心。请问妇女产后会容易得强直性脊柱炎吗?

医生回复：你的担心是有道理的。研究发现，女性妊娠和产后的机体生理变化比较大，若围产期保健不当，则容易感染，易感风寒，故可引起许多疾病，产后妇女发生强直性脊柱炎的概率为 1.4%，较普通人群高。妊娠期间，卵巢及胎盘能分泌多种肽类激素，可引起骨盆有关韧带的松弛，使支持骶髂关节及腰骶关节的韧带处于松弛状态，若产后过早下床劳作，腰骶部发生外伤，则可阻碍骨盆组织复原，较易产生骶髂关节错位、腰骶部不稳，容易诱发强直性脊柱炎。因此，若妇女产后三个月出现下腰部进展性、上升性疼痛，且伴有晨僵及骶髂关节、脊柱炎症性症状和体征，X 线有早期强直性脊柱炎的特征性改变，活动期 ESR 增快，HLA-B27 阳性，则应考虑强直性脊柱炎。因此，需要告诫产后三个月妇女，若仍有腰骶部疼痛，需要常规进行骶髂关节 X 线检查，不要认为这单纯是产后休息不佳所致的，而延误诊治。当然，妇女产后还容易患致密性骨炎，这是一种良性关节炎，可早治早好。

12. 遭遇恶性事件会诱发强直性脊柱炎吗?

患者咨询

我姨父不久前被诊断为肺癌晚期，因此我表弟一直心情不好，整天郁郁寡欢，也不爱外出活动了，逐渐出现腰骶部疼痛，早晨翻身起床困难。他最近去医院检查，被诊断为强直性脊柱炎，但他之前一直没有出现过与之相关的症状，请问遭遇恶性事件会诱发强直性脊柱炎吗?

医生回复：人体在遭遇重大精神刺激后，会发生急性应激反应，体内各种激素水平失衡，导致促炎性因子分泌增多，有可能诱发或加重强直性脊柱炎。另外，长期、反复的精神刺激可使交感神经长期处于兴奋状态，导致内分泌免疫功能失调，也可能诱发或加重强直性脊柱炎。但要诱发该病，一般需要一个重要的前提条件，就是这些患者本身就携带强直性脊柱炎的易感基因。

13. 营养不良会诱发强直性脊柱炎吗?

患者咨询

我叔叔一直以来都偏瘦,吃得比较少,之前也一直在吃中药调理脾胃。一年前他被诊断为强直性脊柱炎后,吃得就更少了,而且越来越瘦。请问营养不良会诱发强直性脊柱炎吗?

医生回复:目前还没有发现营养不良会诱发强直性脊柱炎,但强直性脊柱炎患者往往偏瘦,甚至消瘦。这可能与慢性疾病的消耗,疼痛导致患者经常休息不好,以及长期服药导致食欲下降、消化功能受损、营养吸收差有关。加上患者得病后活动少,吃得更少,所以更加消瘦。过度消瘦不利于疾病的康复。患者可以服用健脾和胃的中药,促进食欲恢复和营养吸收,同时要加强功能锻炼,也可以促进食欲恢复、增强体质。

第三篇

诊断辨析

1. 强直性脊柱炎的诊断标准是什么?

患者咨询

　　我表哥今年28岁,医生诊断他得了强直性脊柱炎。听说这个病很顽固,目前没有很好的办法根治。我最近也开始出现腰背部疼痛,特别是早上醒来的时候,有时还伴有背部僵硬感,全家人都很担心我也得了强直性脊柱炎。请问强直性脊柱炎的诊断标准是什么?

　　医生回复: 可依据以下几点对强直性脊柱炎做出诊断:①下腰背痛持续至少三个月,疼痛随活动改善,但休息后不减轻;②腰椎在前后和侧屈方向活动受限;③胸廓扩展范围小于同年龄和性别的正常参考值;④双侧骶髂关节炎Ⅱ~Ⅳ级,或单侧骶髂关节炎Ⅲ~Ⅳ级。若患者符合第四条,并符合前三条中的任意一条,则可被诊断为强直性脊柱炎。

　　在诊断强直性脊柱炎时应注意以下几点。

　　(1)腰背痛:腰背痛是强直性脊柱炎最常见的症状,其发生率在90%以上,是病情活动的指标之一。疼痛的位置包括腰部、下背部及腰骶部。因为强直性脊柱炎主要侵犯中轴关节,且病变发展趋势大部分是由下而上的,所以骶髂关节和腰椎受累几乎见于该病的所有患者。

　　(2)晨僵:晨僵是指关节出现清晨僵硬感,活动后可缓解,是病情活动的指标之一，也是强直性脊柱炎早期常见的症状之一。除了活动以外，局部按摩、热敷、热水浴也可缓解晨僵。晨僵不只表现在腰骶部，脊柱及全身其他关节也会发生晨僵。

（3）肌腱、韧带骨附着点疼痛：强直性脊柱炎的特征性病理变化是附着点炎。附着点炎是肌腱端的非细菌性炎症，这种炎症可导致肌腱、韧带的疼痛和肿胀。由于附着点都在关节周围，所以常常引起关节周围肿胀。附着点炎可见于软骨关节，尤其是活动性较差的关节，如骶髂关节和脊椎的关节突关节等。

（4）HLA-B27 检测：HLA-B27 是一种免疫遗传标记抗原。研究发现，HLA-B27 阳性者患强直性脊柱炎的概率是阴性者的 200 ～ 300 倍。HLA-B27 对强直性脊柱炎的早期诊断有着重要的价值，故对疑似强直性脊柱炎的患者应进行 HLA-B27 检测。虽然强直性脊柱炎的发病和 HLA-B27 密切相关，强直性脊柱炎患者的 HLA-B27 阳性率可达 90% 左右，但 HLA-B27 检测对强直性脊柱炎的诊断没有特异性。

（5）影像学检查：X 线表现具有诊断意义。强直性脊柱炎最早的变化发生在骶髂关节。该处的 X 线检查显示软骨下骨缘模糊、骨质糜烂、关节间隙模糊、骨密度增高及关节融合。对于 X 线检查尚未显示明确的或 Ⅱ 级以上的双侧骶髂关节炎改变的临床可疑病例，应该采用 CT 或 MRI 检查，可以比 X 线检查更早发现病变。

典型的强直性脊柱炎诊断并不困难，可参考 1984 年的修订纽约标准。但该标准并不具有 100% 的特异性和敏感性。对于不典型患者，医生应了解其详细的病史、体格检查，进行必要的检查。早期患者一般发病比较隐匿，误诊率很高，随着医学的进步，人们又努力寻求到了早期强直性脊柱炎的诊断指标，CT和MRI检查的广泛使用又使确诊的时间大大提前。所以，现在临床上诊断强直性脊柱炎不是机械地照搬标准，而是在参考上述标准的同时又要结合具体情况，还要做一些必要的检查，更多的还是要依赖有经验的医生最后做出判断。同时，还要排除类风湿关节炎、骨关节炎、银屑病关节炎、风湿性多肌痛等其他风湿性疾病，才能做出强直性脊柱炎的诊断。

2. 强直性脊柱炎的漏诊率和误诊率有多少?

患者咨询

我父亲今年45岁，是一名小学教师。近日，伴随他很久的腰背痛突然加重，已经影响正常的活动，他在辗转多处寻医无果后，来到风湿病科就诊，被诊断为强直性脊柱炎，在此之前，他一直看的都是骨科或者疼痛科的医生。我听到很多人说强直性脊柱炎的漏诊率和误诊率很高。请问强直性脊柱炎的漏诊率和误诊率有多少?

医生回复：强直性脊柱炎早期症状轻、起病隐匿，为多系统发病，部分患者的首发症状为外周关节疼痛，容易被误以为风湿性关节炎。此外，特别是在非风湿免疫科，临床医生对强直性脊柱炎认识不足，基础性检查不完善，对患者没有进行全面综合分

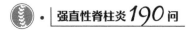

析，极易漏诊、误诊。研究表明，强直性脊柱炎的漏诊率和误诊率高达86.31%。减少强直性脊柱炎的漏诊、误诊，需要提高社会的重视程度，对广大群众普及常识，提高患者自主就诊率；同时，对医务人员进行知识培训，提高医务人员对强直性脊柱炎的认识。临床医生也需要准确把握强直性脊柱炎，综合患者的临床症状、体格检查、家族史等进行全面诊断，从而减少漏诊或误诊。

3. 如何早期诊断强直性脊柱炎？

患者咨询

我最近总是感觉早上起床时背部特别僵硬，而且有些疼痛。我试过做一些运动或热敷，会有所缓解，但过一会儿又会出现。我查阅了一些资料，怀疑自己患了强直性脊柱炎。请问强直性脊柱炎如何早期诊断？

医生回复：强直性脊柱炎的早期诊断是一个挑战，因为这个疾病在早期阶段可能不会显示典型的临床和影像学表现。然而，早期诊断至关重要，因为这有助于及时开展治疗，减缓疾病进展，提高生活质量。

（1）详细收集病史：这是诊断的首要步骤。症状的起始、发展，是否有夜间疼痛和晨僵，以及疼痛和晨僵是否在活动后改善等信息都很重要。此外，患者的年龄、性别及家族史也是重要的考虑因素，因为强直性脊柱炎常见于青年男性，并且具有一定的家族遗传性。

（2）体格检查：主要关注患者的脊柱、骶髂关节及其他可能受累的外周关节的活动度和疼痛反应。

（3）实验室检查：血常规和炎症指标（如 CRP、ESR）检查可能会显示体内炎症的存在。HLA-B27 是一种与强直性脊柱炎关联度很高的基因，多数强直性脊柱炎患者呈 HLA-B27 阳性。

（4）影像学检查：在早期阶段，常规 X 线检查可能无法看到明显的改变。然而，MRI 能够在更早期就发现骶髂关节和脊柱的炎症表现。当然，如果 X 线检查显示骶髂关节的明显改变或者脊柱的竹节样改变，那么诊断就比较明确了。

（5）病理生理学检查：在某些情况下，可能需要进行关节穿刺和滑液分析来排除其他疾病。

综合考虑所有这些信息，将有助于对强直性脊柱炎进行早期诊断。一旦诊断确定，就需要尽快开始适当的治疗，以控制病情，预防或延缓脊柱的强直。

4. 幼年强直性脊柱炎是怎样诊断的?

患者咨询

我的儿子今年 12 岁，半年前，我发现他开始抱怨背部疼痛，特别是在早上起床时。他还告诉我，他感觉背部有点僵硬，有时弯腰和转身会感到不舒服。最近，我还发现他的姿势似乎有些不正常，站立时背部稍微向前弯曲。我开始担心他得了幼年强直性脊柱炎，因为我们家族里有人患有类似的疾病。请问幼年强直性脊柱炎是怎样诊断的？

医生回复： 幼年强直性脊柱炎的起病通常在 16 岁以前，早期多以外周关节疼痛起病，尤其是髋关节和膝关节，还有附着点炎或足跟痛、腰骶痛等，常伴有发热等关节外症状，实验室检查可有 HLA-B27 阳性、CRP 升高、ESR 增快等改变，但早期影像学改变不明显，且没有专门的诊断标准，极易被误诊。因此，我们在临床上强调，除了腰背痛外，对于以外周关节疼痛、肌腱附着点痛、臀部疼痛起病的儿童，无论男女，均要详细询问其家族史，及早检测 HLA-B27，进行骶髂关节 CT、MRI 动态检查，对于已被诊断为未分化脊柱关节病的患儿，应长期随访，争取早诊断、早治疗，以改善预后。

5. 强直性脊柱炎有哪几种起病方式？

患者咨询

我刚发病的时候是腰腿部疼痛，几家医院都将我诊断为腰椎间盘突出症，但用药后却不见效，折腾了几个月后才发现诊断错了，去省级大医院检查，医生说我得了强直性脊柱炎。我听说强直性脊柱炎是个慢性病，疑难病，可我的腰腿疼痛是突然出现的，而且疼痛特别明显。请问强直性脊柱炎有哪几种起病方式？

医生回复：强直性脊柱炎多数为隐匿发病，可迁延 10 ~ 20 年，但也有少数为急性发病。急性发病者常伴有发热症状，或突然出现剧烈腰臀部疼痛和下肢关节肿胀，或发生眼病。但更多的是慢性隐匿发病，往往临床特征不明显，早期仅表现为背部、下腰部疼痛，或出现单侧关节疼痛(如单侧膝关节、单侧踝关节疼痛)及单趾关节肿胀等，容易被忽视，早期误诊率较高。不少患者常被误诊为腰椎间盘突出症、坐骨神经痛或滑膜炎。

6. 强直性脊柱炎的临床病程分为哪几期？

患者咨询

我的朋友自从五年前被诊断为强直性脊柱炎，一直规律用药，但是病情控制得不太理想，现在整个腰背部像木板一样僵硬。医生说他已经是晚期强直性脊柱炎。他还很年轻，怎么病情就到了晚期呢？请问强直性脊柱炎的临床病程分为哪几期？

医生回复：这个问题比较复杂。根据病程，强直性脊柱炎一般可以分为以下几期。①早期强直性脊柱炎：多见于青少年，患者可能出现腰背疼痛或僵硬，同时伴有臀部、髋部、大腿内外侧、膝部、肩部和胸锁关节的疼痛，以及 ESR 增快，而骶髂关节的 X 线检查可能显示轻微的改变。②中期强直性脊柱炎：颈部、背部、腰部、髋部、膝部、肩部、胸锁关节及骶髂关节疼痛，活动受限，伴轻度强直。X 线检查可见骶髂关节面破坏，关节边缘模糊，关节间隙变窄，有囊性变，部分有轻微硬化。③晚期强直性脊柱炎：在这个阶段，症状进一步加重，出现颈部、背部、腰部、髋部强直，或驼背畸形。X 线检查可见骶髂关节融合或固定，脊柱关节融合，或呈竹节状。

根据你朋友的病情，医生应当是依据症状和 X 线检查改变，将其诊断为晚期强直性脊柱炎的。但晚期并不意味着治疗终结。积极的治疗和关节功能锻炼仍然可以帮助改善症状，减缓疾病进程，提高生活质量。

7. 强直性脊柱炎有哪些关节症状？

患者咨询

我腰痛两年，在当地进行了 X 线、CT、MRI 等检查，均提示我是腰椎间盘突出症，花费了一大笔钱也没治好。我最近出差，又出现了左侧膝关节肿痛，去了医院风湿病科看病，被诊断为强直性脊柱炎，用药后，腰痛和左侧膝关节肿痛都有所缓解。请问强直性脊柱炎有哪些关节症状？

医生回复： 在强直性脊柱炎的早期或中期，绝大部分患者合并短暂或永久的外周关节症状。这里的外周关节是指膝关节、踝关节、髋关节、肘关节等四肢大关节。你的左侧膝关节肿痛就是由强直性脊柱炎影响外周关节所致的。当任何年轻男性出现四肢大关节肿痛时，首先要考虑是不是强直性脊柱炎。强直性脊柱炎的关节症状可概括如下。

（1）骶髂关节炎：绝大多数强直性脊柱炎患者最先出现的关节症状是骶髂关节炎，表现为反复发作的腰痛和腰骶部僵硬感，或腰痛和两侧臀部疼痛，可放射至大腿及腹股沟区。体格检查可见直腿抬高试验阴性，但直接按压骶髂关节可引起疼痛，所以该病与坐骨神经痛不同。有些患者可无骶髂关节炎的症状，但 X 线检查可发现异常改变。

（2）腰椎病变：腰椎受累多表现为下背部和腰部活动受限，腰部前屈、后伸、侧弯和旋转均可受限。体格检查可见腰椎棘突压痛，腰椎旁肌肉痉挛，晚期可出现腰部肌肉萎缩。

（3）胸椎病变：胸椎受累表现为背痛、前胸和侧胸疼痛，最常见的是驼背畸形，若腰椎关节、胸锁关节等受累，则呈束带状胸痛，胸廓扩张受限，吸气、咳嗽或打喷嚏时疼痛加重。严重者胸廓保持在呼气状态，只能靠腹式呼吸辅助呼吸。胸腹腔容量缩小，造成心肺功能和消化功能障碍。

（4）颈椎病变：少数患者首先表现为颈椎疼痛，并且沿颈部向头部和手臂放射。颈部肌肉在开始时出现痉挛，之后出现萎缩。病变可发展为颈、胸等脊柱椎体的后凸畸形，头部活动明显受限，常固定于前屈位，不能上仰、侧弯或转动，严重者仅能看到自己足尖前方的小块地面，不能抬头平视。

（5）后期脊柱改变：脊柱固定于前屈位，胸椎后凸畸形，胸廓固定，腰椎后凸畸形，髋关节和膝关节屈曲挛缩。

（6）周围关节病变：①肩关节受累，则关节活动受限，疼痛更为明显，梳头、抬手等活动均受限。②膝关节受累，则关节呈代偿性弯曲，使行走、坐立等日常生活更为困难。③耻骨联合受累，骨盆上缘、坐骨结节、股骨大粗隆及足跟部可有骨炎的症状，早期表现为局部软组织肿胀疼痛，晚期则有骨性粗大。④本病极少侵犯肘关节、腕关节和足部关节。

在强直性脊柱炎的晚期，炎症已基本消失，所以关节疼痛往往不明显，而以脊柱固定和强直为主要表现。颈椎固定性前倾，脊柱后凸，胸廓常固定在呼气状态，腰椎生理性弯曲丧失，髋关节和膝关节严重屈曲挛缩。站立时双目凝视地面，身体重心前移。个别患者可进展为残疾，需长期卧床，生活不能自理。

8. 强直性脊柱炎常见的外周关节畸形有哪几种？

患者咨询

我同学30岁，走路像鸭步，有人笑称他为"鸭哥哥"。

每次见到他，我都很难过。他以前是我们中学运动会 100 米短跑冠军，20 岁时得了强直性脊柱炎，我没有想到他会变成现在这个样子，真可惜。请问强直性脊柱炎常见的外周关节畸形有哪几种？

医生回复：强直性脊柱炎可累及任何关节，但并不是全部关节受累都会致残，脊柱关节受累致残常常表现为扁平胸和严重驼背。你同学是由于髋关节、膝关节同时受累，髋关节挛缩，膝关节代偿性屈曲，而使其呈前弓屈曲姿势，进而出现"鸭步"步态。在外周关节中，强直性脊柱炎导致的畸形常常发生在髋关节和膝关节。在疾病早期，关节运动受限主要是由关节周围肌肉痉挛所造成的。随着病情的发展，可发生软骨变性，关节周围结构纤维化，最后形成关节强直。膝关节受累则出现膝关节疼痛，可合并关节软组织肿胀和关节腔积液。膝关节也可发生挛缩畸形，虽然少见，但也是此病致残的原因之一。如果能够早期确诊，获得及时、合理的治疗，目前大多数强直性脊柱炎患者可以控制病情，从而降低致残率。

9. 强直性脊柱炎的关节外表现有哪些？

患者咨询

我得强直性脊柱炎三年了，昨天因为左眼"红眼病"到眼科求诊，眼科医生说这是由强直性脊柱炎引起的。我咨询医生才了解到，强直性脊柱炎有很多关节外症状，"红眼病"就是其中之一。请问强直性脊柱炎的关节外表现有哪些？

医生回复： 强直性脊柱炎可以出现许多关节外表现，这些表现可以是原发性的，但多数为继发性的。少数患者的并发症可发生于强直性脊柱炎关节症状之前的数月到数年。下面我们就谈谈强直性脊柱炎的关节外表现。

（1）眼部表现：25%～35%的强直性脊柱炎患者可发生葡萄膜炎，病程越长，葡萄膜炎的发生率越高，多呈急性发作、单侧发病，亦可双侧交替发作，局部疼痛难忍、充血、畏光、流泪及视物模糊。体格检查可见角膜周围充血和虹膜水肿，若虹膜粘连，则可见瞳孔收缩、边缘不规则，裂隙灯检查可见前房有大量渗出物和角膜沉积物。每次发作四至八周，多为自限性，有复发倾向，但不影响视力。葡萄膜炎以男性强直性脊柱炎患者多见，常见于合并外周关节病变和HLA-B27阳性者。眼部表现的活动度和严重程度与本病的活动度和严重程度无关。

（2）消化系统表现：约50%的强直性脊柱炎患者经肠道组织学检查可发现回肠和结肠黏膜炎症，通常无症状。强直性脊柱炎患者显性炎性肠病如克罗恩病和溃疡性结肠炎的发生率分别约为6.4%和4.1%。

（3）皮肤表现：约10%的强直性脊柱炎患者存在银屑病，而伴银屑病者比无银屑病者病情更严重。

（4）神经系统表现：神经系统表现来自压迫性脊神经炎或坐骨神经痛、椎骨骨折或不全脱位及马尾综合征，马尾综合征可引起阳痿、夜间尿失禁、膀胱和直肠感觉迟钝、踝反射消失等。

（5）呼吸系统表现：由于膈肌运动可以代偿呼吸功能，故本病早期患者虽然吸气时胸廓扩张受限，但是很少出现呼吸困难。有些患者在出现关节症状几年之后，也可出现咳嗽、咳痰、呼吸困难和咯血等症状。少数强直性脊柱炎患者出现肺上叶纤维化，有时伴有空洞形成而被误认为结核，亦可因并发霉菌感染而使病情加重。晚期患者胸廓扩张受限，肺活量明显下降，进而导致呼吸困难。

（6）泌尿系统表现：主要表现为肾淀粉样变性和 IgA 肾病，其发生率与类风湿关节炎相似，表现为血尿、蛋白尿和管型尿，少数患者可出现高血压和肾功能不全。前列腺炎的发病率也较普通人群高。

（7）循环系统表现：多数患者没有自觉症状，仅医生在做体格检查时可在患者胸骨左缘主动脉瓣第二听诊区听到较弱的舒张期杂音。临床上以主动脉瓣关闭不全与心脏扩大比较常见，偶尔也可出现完全性房室传导阻滞或阿－斯综合征，随着病情的发展可发生心绞痛。晚期患者还可以出现充血性心力衰竭，表现为逐渐加重的呼吸困难，除此之外，强直性脊柱炎还可合并心包炎、心肌炎及结节性多动脉炎。

10. 强直性脊柱炎的眼睛受累表现有哪些?

我患有强直性脊柱炎,已经三年了,我接受了规范的药物治疗,背部症状也得到了明显的改善。然而,近期我觉得右眼有点问题。起初我以为只是普通的眼疲劳,可能是用电脑时间太久所致的。但是过了几天,这种感觉不但没有减轻,反而加重了。我现在觉得光线很刺眼,眼睛有些疼痛,尤其在看电视或电脑屏幕时更为严重。我的右眼还有异物感,眼泪比以前多,而且眼睛发红。请问强直性脊柱炎的眼睛受累表现有哪些?

医生回复: 强直性脊柱炎作为一种系统性疾病,不仅影响脊柱和关节,还可能影响身体其他部位,其中就包括眼睛。在强直性脊柱炎患者中,25% ~ 35% 的人会出现眼部问题,最常见的就是葡萄膜炎,多呈急性发作、单侧发病,亦可双侧交替发作,可见局部疼痛难忍、充血、畏光、流泪及视物模糊等症状。每次发作四至八周,多为自限性,有复发倾向,但不影响视力。

病情若得不到及时治疗,可能导致严重的并发症,如高眼压症、青光眼,甚至永久性视力丧失。因此,强直性脊柱炎患者应定期进行眼部检查,即使在没有明显的眼部症状时,也应保持警惕。葡萄膜炎的早期诊断和治疗对预防视力下降和其他并发症至关重要。

11. 强直性脊柱炎的附着点炎可累及哪些部位？

患者咨询

　　我近期常感到早晨起床时腰背部僵硬、疼痛，这个症状持续了大概两个月。近两周，我发现我的右膝和左足跟开始有点疼痛，特别是在早晨或者长时间站立后。我的医生诊断我为强直性脊柱炎，并提到一种叫作附着点炎的情况，请问强直性脊柱炎的附着点炎可累及哪些部位？

　　医生回复： 附着点炎是强直性脊柱炎的典型表现，通常发生在肌肉、韧带或肌腱连接骨骼的部位，表现为附着点疼痛、僵硬和压痛，通常无明显肿胀。当跟腱出现附着点炎时，肿胀可能是其突出特征。除跟腱附着点外，足底筋膜、髌骨、肩部、肋软骨连接处、胸骨柄软骨结合点、胸锁关节、髂后上棘及髂前上棘等附着点部位的压痛也常提示附着点炎。

12. 强直性脊柱炎的实验室检查有哪些异常？

患者咨询

　　我弟弟患强直性脊柱炎三年了，目前一直坚持服药和锻炼，病情有所缓解，但偶有反复。医生说他还是要定期去医院复查。请问强直性脊柱炎的实验室检查有哪些异常？

医生回复：实验室检查虽然不是强直性脊柱炎的主要诊断手段，但对于协助该病诊断、了解病情进展、指导治疗用药、明晰治疗后不良反应等都有重要意义。你弟弟的病情虽然有所缓解，但仍然偶有反复，并且还在服药，定期复查是很有必要的。强直性脊柱炎的实验室检查有以下异常表现。

（1）常规检查：白细胞计数正常或升高，淋巴细胞比例稍升高。少数患者有轻度贫血（正细胞低色素性）。ESR 可增快，但与疾病活动度关系不大，而 CRP 升高同时伴 ESR 增快则较有意义。尿常规检查一般正常，但当患者发生肾淀粉样变性时，可出现蛋白尿。

（2）生化检查：血清白蛋白水平常降低。约半数患者出现碱性磷酸酶水平升高，但与疾病的活动度和病程无关，可能与病变的广泛程度及骨侵蚀有关。血清肌酸激酶水平也常升高。

（3）免疫学检查：血清 $\alpha 1-$ 微球蛋白和 γ 球蛋白水平升高，免疫球蛋白 IgG、IgA 和 IgM 水平可升高，补体 C3 和 C4 水平常升高，类风湿因子阴性。

（4）HLA-B27 检查：HLA-B27 是强直性脊柱炎的主要易感基因，与该病存在明确的相关性。虽然 90% ~ 95% 以上的强直性脊柱炎患者呈 HLA-B27 阳性，但一般不能依靠 HLA-B27 来诊断或排除强直性脊柱炎。HLA-B27 阳性只能说明患强直性脊柱炎的可能性较大，但不能凭此确诊强直性脊柱炎；只要临床表现和影像学检查符合诊断标准，HLA-B27 阴性者也可以被诊断为强直性脊柱炎。

此外，由于许多治疗强直性脊柱炎的药物可能会对白细胞和肝功能有不利的影响，所以在服药的过程中，要定期检查血常规和肝功能。

13. 强直性脊柱炎患者需要做哪些影像学检查？

患者咨询

我反复腰痛半年多了，疼痛在夜间及清晨更加明显。我去医院做了腰骶部的 X 线检查，医生怀疑是骶髂关节炎，又让我做了骶髂关节 CT 检查，最终将我诊断为强直性脊柱炎。请问强直性脊柱炎患者需要做哪些影像学检查？

医生回复：强直性脊柱炎的影像学检查具有重要意义，尤其是骶髂关节的影像学检查，对本病的诊断、病变的分期及监测病变的演变均很重要。影像学检查包括 X 线检查、CT 检查和 MRI 检查。

（1）X 线检查：临床应用最多的是关节的 X 线检查，主要包括骶髂关节 X 线检查和脊柱 X 线检查。

几乎所有的强直性脊柱炎都会影响到骶髂关节，病变早期的骶髂关节 X 线检查可见关节面模糊，关节面下轻度骨质疏松，软骨下有局限性的毛糙和小囊变，但关节间隙大多正常；病至中期，X线检查可见关节间隙宽窄不一，关节面骨质破坏，呈"虫蚀样"改变；晚期X线检查可见关节间隙狭窄、消失，并产生骨强直，伴有明显的骨质疏松。根据X线检查的表现，骶髂关节炎的病变程度可分为五级：0级为正常，1级为可疑，2级为轻度的骶髂关节炎，3级为中度的骶髂关节炎，4级为关节融合强直。

脊柱X线检查可见椎体骨质疏松，椎体上下缘局限性骨质破坏，椎旁韧带钙化及骨桥形成。晚期则形成方形椎，并且由于形成了广泛而严重的骨化性骨桥，还可出现竹节样脊柱。

另外，X线检查还可以显示双侧髋关节及其他部位的情况，如耻骨联合、坐骨结节、髂嵴，有利于了解更多信息。对于不典型病例，还需要除外其他疾病，如腰椎病变、骶骨肿瘤及致密性骨炎等。但由于骶髂关节结构复杂，加之周围组织结构重叠的影响，X线检查对于强直性脊柱炎的早期诊断意义有限。

（2）CT检查：CT成像比普通X线检查分辨率高，同时又避免了组织结构的重叠，因而能够发现比较微小的病变，如囊性变、软骨下骨板硬化、骨侵蚀等，更有利于强直性脊柱炎的早期诊断。对于X线检查尚未显示明确的双侧骶髂关节改变的临床可疑病例，应采用CT检查。

（3）MRI检查：MRI检查不仅可以提供关节形态学方面的信息，而且可显示骨质的硬化及骨髓与关节周围软组织的水肿、炎症及囊性变等，因而对于早期诊断强直性脊柱炎有更高的价值。MRI检查可以发现强直性脊柱炎病变的活动性炎症区域，并可以量化强直性脊柱炎的炎症程度，有利于判断炎症活动度、炎症程度和疗效。而且其不存在放射性损伤，MRI成为目前临床早期诊断强直性脊柱炎和对强直性脊柱炎进行定期随访的最佳影像学手段。

尽管影像学检查是目前临床诊断强直性脊柱炎的主要方法之一，但这仅是基于形态学的诊断方法，因而医生必须结合临床表现才能做出诊断。

14. 强直性脊柱炎的体格检查有哪些异常？

患者咨询

我最近晚上睡觉时总感到背部和臀部疼痛，早上起床时背部也很僵硬。我在网上查阅了一些资料，怀疑自己得了强直性脊柱炎。请问强直性脊柱炎的体格检查有哪些异常？

医生回复： 我理解您的担忧。强直性脊柱炎的确可能会引发您的这些症状。骶髂关节和椎旁肌肉压痛为强直性脊柱炎早期的阳性体征。随着病情的进展，可见腰椎前凸变平，脊柱各个方向活动受限，胸廓扩展范围缩小，颈椎后凸。以下几种方法可用于检查骶髂关节压痛或脊柱病变的进展情况。①枕壁试验：普通人在直立姿势下完成双足跟紧贴墙根时，后枕部应紧贴墙壁而无间隙。而颈项强直和／或胸椎段后凸畸形患者的该间隙增大至几厘米，致使枕部不能贴近墙壁。②胸廓扩展：在第四肋间隙水平测量深吸气和深呼气时的胸廓扩展范围，两者之差的参考值为不小于2.5cm，而肋骨和脊椎广泛受累者的胸廓扩展范围会减小。

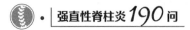

③肖伯试验（Schober 试验）：分别于双侧髂后上棘连线中点上方垂直距离 10cm 处与下方垂直距离 5cm 处做标记，然后嘱患者弯腰（保持双膝直立位），测量两个标记间的距离，即脊柱最大前屈度。普通人的距离增加在 5cm 以上，脊柱受累者的距离增加小于 4cm。④骨盆挤压试验：患者侧卧，检查者从患者另一侧按压其骨盆，可引起其骶髂关节疼痛。⑤髋外旋外展试验（Patrick 试验，又称 4 字试验）：患者仰卧，一侧膝关节屈曲，并将足跟置于对侧伸直的膝上，两腿呈"4"字。检查者用一只手下压患者屈曲的膝关节（此时髋关节在屈曲、外展和外旋位），并用另一只手压患者对侧骨盆，可引出对侧骶髂关节疼痛则为阳性。有膝关节或髋关节病变者亦不能完成 4 字试验。

　　这些都是我们在进行体格检查时可能会发现的异常。但是，要确诊强直性脊柱炎，我们还需要结合您的病史、实验室检查和影像学检查。如果您有以上症状，我建议您尽早接受一次详细的检查。

15.HLA-B27 阳性就一定是强直性脊柱炎吗？

患者咨询

　　我爸最近体检，看到化验单上有 HLA-B27 阳性，怀疑自己得了强直性脊柱炎，心情很紧张。我们在网上查找相关资料，也是说法不一。请问 HLA-B27 阳性就一定是强直性脊柱炎吗？

医生回复：HLA-B27 阳性虽然与强直性脊柱炎的发生有关联，但不是诊断强直性脊柱炎的必备条件。我们不能看到化验单上的 HLA-B27 阳性，就认为自己得了强直性脊柱炎。第一，我国普通人群中 HLA-B27 的阳性率约为 2% ~ 7%，但约 80% 的 HLA-B27 阳性者并不会患强直性脊柱炎。也就是说，普通人也可有 HLA-B27 阳性。如果认为 HLA-B27 阳性就一定是强直性脊柱炎，则会造成大量普通人误诊。第二，虽然强直性脊柱炎的发生确实与 HLA-B27 有密切关系，强直性脊柱炎患者的 HLA-B27 阳性率高达 90%，但约有 10% 的强直性脊柱炎患者为 HLA-B27 阴性。因此，HLA-B27 阴性者也不能除外强直性脊柱炎；依靠 HLA-B27 的阳性结果来诊断强直性脊柱炎会造成这部分患者的漏诊。换句话说，HLA-B27 阳性不一定能诊断强直性脊柱炎，HLA-B27 阴性也不一定能排除强直性脊柱炎。必须结合就诊者的临床症状、体征及骶髂关节 X 线检查、CT 检查等方可确诊。同时这也提示我们，HLA-B27 是强直性脊柱炎发病的一个重要因素，对于疑似或不典型的临床病例，若 HLA-B27 为阳性，则要高度警惕强直性脊柱炎的可能，但不能由此认为一定是强直性脊柱炎。

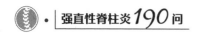

16.ESR 对强直性脊柱炎的诊治有何意义?

患者咨询

　　我的朋友被诊断为强直性脊柱炎六年了，长期服药控制病情，并定期到医院查 ESR 等一些风湿相关的项目。请问 ESR 对强直性脊柱炎的诊治有何意义?

　　医生回复：对于关节炎患者而言，ESR 增快往往是关节与邻近组织出现炎症反应及高球蛋白血症的结果，因而 ESR 在一定程度上反映了疾病的严重性和活动度。对于强直性脊柱炎患者而言，和 CRP、血清免疫球蛋白水平升高相比，ESR 增快与疾病活动的相关性稍差一些，但经过治疗病情得到缓解后，ESR 往往会较前下降，所以 ESR 还可以作为观察疗效的指标。因此，ESR 是一个观察强直性脊柱炎患者疾病的活动度、严重性及临床疗效的指标。但是，ESR 本身无特异性，很多因素都可能对其产生影响，必须结合临床实际情况全面分析。

17.CRP 对强直性脊柱炎的诊治有何意义?

患者咨询

　　我被确诊为强直性脊柱炎已一年，规律服药控制病情，

并会定期到医院复查一些检验项目，每次医生都让我复查
CRP，请问 CRP 对强直性脊柱炎的诊治有何意义？

　　医生回复：①诊断：虽然 CRP 升高并不特异于强直性脊柱炎，但它可能提供一些有关体内是否存在炎症的信息。如果患者出现强直性脊柱炎的临床症状，并且 CRP 升高，这可能支持对强直性脊柱炎的诊断。②疾病活动度评估：CRP 的水平通常与强直性脊柱炎疾病活动度有关，即 CRP 升高可能提示疾病活动度升高，CRP 降低可能提示疾病活动度降低。③疗效监测：对于接受治疗的患者，检测 CRP 的水平可以帮助评估其治疗的效果。如果治疗有效，CRP 的水平应该会下降。如果 CRP 的水平没有明显下降，则可能需要调整治疗方案。需要注意的是，虽然 CRP 是一个有用的指标，但它不能单独用于诊断强直性脊柱炎，也不能单独用于评估病情或治疗效果。医生通常会结合患者的症状、体格检查、其他实验室检查及影像学检查来做出全面的判断。

18. 骶髂关节炎一定是强直性脊柱炎吗？

患者咨询

　　我最近晨起下腰背部有疼痛感，休息时疼痛加剧，运动后疼痛有所缓解。一开始，疼痛主要在右侧骶髂关节，近期双侧骶髂关节均有不适感，我在医院做了骶髂关节 CT 检

查，提示双侧骶髂关节炎。请问骶髂关节炎一定是强直性脊柱炎吗？

医生回复：骶髂关节炎并不一定就是强直性脊柱炎，虽然骶髂关节炎是强直性脊柱炎的一个典型表现，但并非所有骶髂关节炎都会发展成强直性脊柱炎，还有许多其他原因可以引起骶髂关节炎，如痛风、类风湿关节炎、脊柱关节炎、感染及外力损伤等。骶髂关节炎可能是一种退行性疾病，也可能是由遗传等因素引起的。骶髂关节炎仅仅是骶髂关节部位发生炎症，出现疼痛；而强直性脊柱炎是一种慢性炎症性疾病，主要影响脊柱和骶髂关节，表现为持续性腰背痛和僵硬。在诊断强直性脊柱炎时，医生会综合患者的临床症状、实验室检查和影像学检查来判断。因此，患者如果有骶髂关节疼痛的症状，最好寻求医生进行全面的评估，以明确病因，并针对病因进行相应的治疗。

19. 强直性脊柱炎与类风湿关节炎有什么不同？

患者咨询

我发现我的两个朋友分别被诊断为强直性脊柱炎和类风湿关节炎，都有关节肿痛，也都服用甲氨蝶呤。请问强直性脊柱炎与类风湿关节炎有什么不同？

医生回复：两者具有很多共性，患者都可以出现四肢大关节的肿胀、疼痛，有时候很容易混淆。但是，强直性脊柱炎的特点是男性患者比较多，患者比较年轻，多在 15 ~ 30 岁，45 岁以上的人一般很少发病；与遗传基因有关，90% 以上的患者呈 HLA-B27 阳性，但类风湿因子（rheumatoid factor, RF）呈阴性；主要侵犯骶髂关节及脊柱，周围关节也可受累，以四肢大关节为主，一般不侵犯指间关节等四肢小关节，容易导致关节骨性强直。类风湿关节炎多见于女性，发病的高峰年龄为 40 ~ 50 岁；多侵犯手足小关节，一般呈对称性，常伴有明显晨僵；实验室检查多见 RF 阳性，X 线检查多显示关节骨质疏松，关节间隙变窄，关节面出现虫凿样破坏，晚期出现关节半脱位。

20. 银屑病和强直性脊柱炎有关系吗？它们有什么区别？

患者咨询

　　我爸患有银屑病十多年了，最近因为出现手指肿痛而去检查，发现骶髂关节有损伤，医生问我爸是否得过强直性脊柱炎，我爸说，除了皮肤病外，没有得过其他病。请问银屑病和强直性脊柱炎有关系吗？它们有什么区别？

　　医生回复：你爸的关节痛是由银屑病引起的，也叫银屑病关节炎（psoriatic arthritis, PsA）。PsA 也是脊柱关节炎的一种，但它和强直性脊柱炎是有区别的。首先，PsA 较多累及手指和足趾，表现为腊肠指（趾）、远端指间关节肿痛，若经久不愈，通过 X 线检查可以发现铅笔帽样改变；也有一类患者出现骶髂关节病变，且同时存在银屑病。而强直性脊柱炎患者则较少出现手足小关节肿痛，即使存在，X 线检查也少见异常，无银屑样皮疹。其次，PsA 患者的炎症性腰痛相对较轻或不明显，部分患者在初诊时进行骶髂关节 X 线检查可能无明显异常。最后，PsA 患者指（趾）甲可出现顶针样凹陷、脱离、变色、增厚、粗糙、横嵴和甲下过度角化等异常表现。根据以上特征，可以鉴别强直性脊柱炎和 PsA。

21. 强直性脊柱炎与腰椎间盘突出症有什么区别？

患者咨询

我反复腰痛一年多了，经医院 CT 检查发现腰 4/5 椎间盘膨出，一直按腰椎间盘突出症治疗，腰痛时轻时重。4 个月前，经风湿病科医生检查发现，我以前被误诊了，是得了强直性脊柱炎。在针对性用药后，腰痛明显好转。请问强直性脊柱炎与腰椎间盘突出症有什么区别？

医生回复：由于强直性脊柱炎和腰椎间盘突出症都有腰痛，所以两者很容易被混淆，很多早期强直性脊柱炎患者常常被误诊为腰椎间盘突出症，但两者在许多方面是不一样的。腰椎间盘突出症表现为腰部疼痛且向下肢放射，其特征是活动后疼痛加重，而休息后疼痛明显减轻，咳嗽可诱发腰痛。体格检查可见腰椎各方向活动受限，直腿抬高试验阳性，但胸廓活动正常，4字试验阴性。ESR常不增快，骶髂关节X线检查或CT检查无异常。而早期强直性脊柱炎一般表现为髋部、腰部的僵硬感，早上起床时或休息后尤其明显，活动后症状可以显著减轻，常伴手、足等外周关节的肿痛和足跟疼痛。体格检查可见4字试验阳性，胸廓活动常受限，但直腿抬高试验阴性。ESR常增快，90%以上的患者呈HLA-B27阳性。骶髂关节X线检查或CT检查有特征性改变。根据以上情况，两者可进行鉴别。

22. 强直性脊柱炎与肠病性关节炎有什么区别？

患者咨询

　　我反复右膝关节痛半年，在一家医院看病，医生诊断我为强直性脊柱炎，但去另一家医院，医生又说我是肠病性关节炎，说是因为我在关节痛之前有腹泻的病史，我觉得很奇怪，拉肚子就会引起关节炎吗？请问强直性脊柱炎与肠病性关节炎有什么区别？

　　医生回复：您说的这两种病同属于脊柱关节炎这一大类，治疗原则差别不大；易引起关节炎的肠病包括溃疡性结肠炎和克罗恩病两种。肠病性关节炎受累关节及其X线改变与强直性脊柱炎相似且不易鉴别，因此，需要寻找肠道症状和体征来鉴别，如腹痛、腹泻、腹部包块等。肠病性关节炎患者的 HLA-B27 阳性率低，克罗恩病患者肠灌注液 IgG 增高，而强直性脊柱炎患者肠灌注液 IgG 基本正常。所以说，如果您有明确的炎性肠病病史，就应考虑肠病性关节炎。

23. 强直性脊柱炎与反应性关节炎如何区分？

患者咨询

最近三个月，我的右侧膝盖肿痛得特别厉害，不能走路，在医院做了骶髂关节 MRI 检查，医生诊断为强直性脊柱炎。我上网查了一下，觉得我的表现和网上写的反应性关节炎也很像，请问强直性脊柱炎与反应性关节炎如何区分？

医生回复：有这样一些患者，他们先出现肠道或泌尿生殖系统感染，或者咽喉部炎症，几天或者几周以后，突然又出现膝关节、踝关节等关节的肿胀疼痛，或者还有腰骶部疼痛。由于这种关节炎不是由细菌直接侵入关节引起的，而是由于关节以外的地方发生炎症，导致关节产生变态反应性炎症，所以被称为反应性关节炎。

和强直性脊柱炎一样，反应性关节炎也属于脊柱关节炎家族，所以它们有一些相同的临床特征：两种疾病都可以出现膝关节、踝关节等外周关节肿痛和腰背部疼痛；都可以合并关节外的病变，如眼病和皮肤黏膜病变；实验室检查也都可有 HLA-B27

阳性，因而很容易被混淆。但是通过仔细分析我们可以发现，两种疾病还是有很多不同：强直性脊柱炎起病比较缓慢，腰背痛及关节炎病程较长，并且以下腰背部疼痛为主，可逐渐上行到胸背部及颈部，骶髂关节炎多呈对称性；而反应性关节炎的起病则相对较急，产生的腰背部疼痛可在脊柱的任何部位，不一定呈上升性，骶髂关节炎为非对称性，更重要的是，在反应性关节炎的关节症状出现以前，一定有肠道或泌尿生殖系统等关节外部位的感染史。综上所述，如果您在关节疼痛之前没有发生肠道或泌尿生殖系统的感染，骶髂关节炎呈对称性，骶髂关节 MRI 检查提示明确的骶髂关节炎改变，那么反应性关节炎的可能性应该不大。两种病的治疗方法差别不大，都需要使用非甾体抗炎药、糖皮质激素及改善病情抗风湿药（disease-modifying antirheumatic drugs, DMARDs）。但如果反应性关节炎合并明确的感染，则需要加用抗生素治疗。

24. 强直性脊柱炎与未分化脊柱关节病如何区分？

患者咨询

我今年刚刚工作，上班时长时间坐着，最近几个月感觉腰部出现了一些问题，每次站起来后，都会感到腰部僵硬和疼痛，有时甚至会出现从腰部放射到臀部和大腿的疼痛，晨起腰部僵硬感明显。我去医院看了风湿病科医生，医生最终诊断为未分化脊柱关节病，建议我定期随访，并推荐了一些脊柱保健运动,但是做了运动之后没有明显改善。我在网上查阅资料,发现我的症状也很像强直性脊柱炎,请问强直性脊柱炎与未分化脊柱关节病如何区分?

医生回复:未分化脊柱关节病是一个诊断范畴,是指具有脊柱关节炎的某些临床症状或放射学特征,而表现不典型,尚未达到已确定的任何一种脊柱关节炎诊断标准的疾病。随着疾病的发展,后期可能发展为某种已确定的脊柱关节炎,也有可能发展为强直性脊柱炎。这意味着您虽然可能出现强直性脊柱炎的早期症状,如腰痛和晨僵,但可能还没有发展到可以明确诊断为强直性脊柱炎或其他脊柱关节炎类型的程度。而强直性脊柱炎具有明确的诊断标准:①下腰背痛持续至少三个月,疼痛随活动改善,但休息后不减轻;②腰椎在前后和侧屈方向活动受限;③胸廓扩展范围小于同年龄和性别的正常参考值;④双侧骶髂关节炎Ⅱ~Ⅳ级,或单侧骶髂关节炎Ⅲ~Ⅳ级。若患者符合第四条,并符合前三条中的任意一条,则可被诊断为强直性脊柱炎。目前您还未达到强直性脊柱炎的诊断标准。

25. 强直性脊柱炎与髂骨致密性骨炎有什么不同?

患者咨询

　　我今年29岁,从2020年生孩子后,一直腰腿痛,不能多走。今年春节受寒，不能坐和走，卧床休息后好转，继续工作后又加重，今年 3 月做 CT 检查，检查结果为髂骨致密性骨炎。我做过按摩、理疗，喝过中药，但效果都不太明显，现在走路最多 15 分钟，坐三五分钟就不能再坚持了，已严重影响工作与生活，我很痛苦。我治疗那么久，效果还是不好，我怀疑自己是不是得了强直性脊柱炎，听说这个病的治疗很麻烦，请问强直性脊柱炎与髂骨致密性骨炎有什么不同？

医生回复： 髂骨致密性骨炎多见于中青年女性，尤其是有多次怀孕、分娩史或从事长期站立职业的女性，主要表现为慢性腰骶部疼痛，劳累后加重，有自限性。除了腰部肌肉紧张外，体格检查无其他异常。诊断主要依靠骶髂关节前后位 X 线检查，典型表现为在髂骨侧沿骶髂关节的中下 2/3 区域有明显的骨硬化现象，可呈尖端向上的三角形，密度均匀，不侵犯骶髂关节面，无关节狭窄或糜烂，界限清晰，骶骨侧骨质及关节间隙正常。

强直性脊柱炎常见于年轻男性，腰骶部疼痛明显，X 线检查可见骶髂关节间隙狭窄或关节面破坏，多见 HLA-B27 阳性。

您的骶髂关节 CT 检查提示髂骨致密性骨炎，建议您做骶髂关节 MRI 检查，可以看得更清楚。在治疗上，髂骨致密性骨炎多以非甾体抗炎药配合物理治疗为主，坚持治疗应该会取得很好的效果。

第四篇

西医疗法

1. 强直性脊柱炎的总体治疗原则是什么？

患者咨询

我半年前开始出现腰骶部疼痛，早晨起床时特别严重，有时甚至连生活都不能自理。到医院看病，医生说是强直性脊柱炎，还说我需要终身治疗。请问强直性脊柱炎的总体治疗原则是什么？

医生回复：强直性脊柱炎尚无根治方法，若能及时诊断并合理治疗，可达到控制症状并改善预后的目的，总体治疗原则包括以下几点：缓解症状和体征，恢复躯体功能，防止关节损伤，防止脊柱疾病的并发症，提高生活质量。但以上这些都是笼统的医学概念，具体的治疗措施还得由专科医师制订，因为强直性脊柱炎不仅要靠药物治疗，还要靠健康教育、功能锻炼、心理康复等治疗。药物治疗和功能锻炼是该病的主要治疗方法，具体药物的选择要由专业医师来进行，并且因人而异。

2. 强直性脊柱炎的具体治疗原则是什么？

患者咨询

我近来出现腰痛、右膝关节肿痛，被诊断为强直性脊柱炎。每次看到别人行走困难的样子，我就忍不住黯然神伤。请问强直性脊柱炎治疗的具体原则是什么？

医生回复：强直性脊柱炎目前尚无根治方法，但是患者若能及时诊断并合理治疗，就可以达到控制症状、改善预后、防止残疾的目的。具体治疗原则包括以下几点：应通过药物和非药物综合治疗，缓解疼痛和晨僵，控制或减轻炎症；保持良好的姿势，防止脊柱或关节变形；必要时矫正畸形关节，以达到改善和提高患者生活质量的目的。

强直性脊柱炎的最佳治疗是药物治疗和非药物治疗相结合。非药物治疗包括患者教育和常规功能锻炼等。在药物治疗中，非甾体抗炎药可作为治疗疼痛和晨僵的一线药；对于肌腱骨骼局部炎症，可予以糖皮质激素局部注射，但全身应用糖皮质激素对中轴关节病变的疗效缺乏证据；对于外周关节炎，可考虑用柳氮磺吡啶、甲氨蝶呤、来氟米特等治疗；生物制剂是治疗强直性脊柱炎的有效药物，但因其价格昂贵，通常仅用于常规治疗后病情仍持续活动者。当然，需要注意的是，一定要在风湿病科医师的指导下规范治疗。

3. 强直性脊柱炎的治疗目的是什么？

患者咨询

我了解了强直性脊柱炎的治疗原则后，马上就到医院进行了系统治疗，我还想进一步了解强直性脊柱炎的治疗，希望自己能够整体把握这种疾病。请问强直性脊柱炎的治疗目的是什么？

医生回复：了解疾病的治疗目的，可以帮患者更好地把握治疗结果，及时地调整治疗方案，使疾病向既定的目标转归。强直性脊柱炎有以下几个治疗目的。①缓解症状和体征，最大程度减轻或消除症状，如背痛、晨僵和疲劳。②恢复躯体功能，最大程度地恢复患者身体功能，如脊柱活动度。③防止关节损伤，防止累及髋关节与中轴骨，出现新骨形成、骨性强直和脊柱变形。④防止出现脊柱方面的并发症，包括脊柱骨折、屈曲性挛缩，特别是颈椎。⑤提高生活质量，包括社会经济学因素、工作、退休等。值得强调的是，许多医生和患者往往只注重第一个治疗目的，而忽视后四个治疗目的，这导致患者的疼痛虽然得到了缓解，却不能阻止病变的进展，影响了肌肉关节的功能，出现脊柱或关节变形，生活质量日趋下降，心理状态日趋恶化。所以，我们强调，对于强直性脊柱炎患者，以上五个治疗目的是相互关联、相辅相成的，缺一不可。

4. 强直性脊柱炎的总体治疗措施是什么？

　　三年前，我开始出现腰背痛、足跟痛，医生说我患了强直性脊柱炎。这些年来，我去过许多家医院，有西医院也有中医院，不同医院的治疗也不相同，有的说口服药就能治好这个病，有的要求住院输液，有的推荐我做关节腔注射，有的让贴膏药，有的建议做药物熏蒸，还有医生说最好做关节镜，是个微创手术，我听了很害怕。请问强直性脊柱炎的总体治疗措施是什么？

　　医生回复：强直性脊柱炎的总体治疗措施包括以下几点。①劳逸结合：疾病活动期患者应注意休息，严重者应当卧床休息，注意保暖，避开寒冷潮湿的环境；待病情稳定后，可适当进行活动和关节功能练习。特别推荐且最适合强直性脊柱炎患者的运动是游泳，其次是做广播体操，可以减少或防止关节强直和肌肉萎缩。劳逸结合这一点至关重要，对保持良好的姿势、防止脊柱或四肢关节变形及保持良好的活动能力意义重大。②合理的药物治疗：药物治疗是该病的主要治疗方法，首选非甾体抗炎药，主要作用在于消除炎症，减轻疼痛和晨僵；改善病情抗风湿药多是免疫抑制剂或免疫调节剂，如甲氨蝶呤、柳氮磺吡啶、来氟米特及生物制剂。③物理疗法：如热敷、热浴、蜡疗、激光疗法、药物熏蒸及推拿按摩等。④手术：对于处于疾病晚期、关节严重畸形、严重影响功能活动甚至失去自理能力的患者，可以通过关节成形术或关节置换术等改善患者的生活能力。⑤中医中药治疗：中医中药的相关治疗另有专篇论述。

5. 强直性脊柱炎的达标治疗是什么？

患者咨询

　　三年前，我被诊断为强直性脊柱炎，医生嘱咐我要定期复诊，坚持治疗，早日实现达标治疗。请问强直性脊柱炎的达标治疗是什么？

　　医生回复：20 世纪 90 年代，"达标治疗"成为糖尿病、高血压等慢性疾病长期控制及治疗的标准，后来被引入类风湿关节炎和强直性脊柱炎的治疗中。这些慢性病有着相似的特点，如无法治愈、病情易反复、患者需要长期用药等。强直性脊柱炎的达标治疗就是通过各种方法，让疾病达到低度活动甚至是不活动的状态，可以使疾病达到临床缓解，尽可能地降低疾病的损伤。控制炎症是达到上述临床缓解的重要手段，也是达标治疗的关键。在经过一段时间的治疗后，医生会通过一系列指标来评估治疗效果，并以此决定下一步的治疗方案，这些指标包括强直性脊柱炎疾病活动性积分（ankylosing spondylitis disease activity score，ASDAS）、Bath 强直性脊柱炎疾病活动性指数（Bath ankylosing

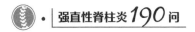
spondylitis disease activity index，BASDAI）、炎性指标（如血清
CRP）、放射学表现等。

6. 如何治疗活动期的强直性脊柱炎?

患者咨询

　　我的同学今年得了强直性脊柱炎，医生说他的病情较轻，平时加强功能锻炼就行了，可是前两天，他突然出现腰部疼痛加重，僵硬，早上不能翻身起床，右侧踝关节肿痛，医生说他这是活动期，要及时用药治疗，并且要注意休息。请问如何治疗活动期的强直性脊柱炎?

　　医生回复：强直性脊柱炎活动期的治疗非常重要。这是因为疾病处于活动期时，对关节的伤害最大，患者也最痛苦，同时这也是治疗的最佳时机和药物产生最佳疗效的时机。治疗措施包括以下几点。①适当的休息和功能活动：在活动期疼痛明显时应减少活动，注意休息，过度运动有可能加重病情，严重者甚至需要卧床休息，但在这个阶段还是要进行适当的非负重性关节和肌肉运动，以防止肌肉萎缩和关节僵直。②物理治疗：适当的物理治疗能减轻疼痛，加速炎症消退。③饮食治疗：饮食要清淡，忌食烟熏、油腻、烘烤和辛辣等刺激性食物。④合理的药物治疗：包括非甾体抗炎药、改善病情抗风湿药、糖皮质激素、生物制剂等。活动期的主要治疗目的是通过用药，使患者的关节肿痛及全身症状尽快缓解，以迅速减轻痛苦，同时给予改善病情抗风湿药，从根本上缓解病情。缓解症状的主要药物为各类非甾体抗炎药，包括双氯芬酸（如戴芬）、塞来昔布胶囊（西乐葆）、美洛昔康等；采用非甾体抗炎药治疗后病情仍持续活动的强直性脊柱炎患者，应考虑使用生物改善病情抗风湿药；全身用药效果不佳的顽固性外周关节炎（如膝关节）积液的患者，可行关节腔内注射糖皮质激素；外用药物（如双氯芬酸二乙胺乳胶剂、辣椒碱软膏等）等也有利于患者症状的缓解。

7. 强直性脊柱炎缓解期还要继续治疗吗?

患者咨询

我患有强直性脊柱炎，最初有颈部、腰部剧痛，症状较重，就住院治疗，住了 20 多天，症状明显好转后带药出院。后来一直在吃药治疗，其间去看过门诊。从颈部、腰部疼痛症状消失到现在大概有三个多月了，也没有复发。昨天再去看医生，医生说治疗效果较好，我现在处于缓解期。虽然我目前没有什么大问题了，可他还是给我开了不少药。请问强直性脊柱炎缓解期还要继续治疗吗?

医生回复： 一般来说，强直性脊柱炎患者在活动期经过合理有效的治疗后，多数能进入缓解期。进入缓解期的患者，其腰骶部无疼痛，腰背部晨僵消失，无乏力和关节肿痛，肌肉萎缩与关节活动受限好转，ESR、CRP 等实验室检查指标恢复正常。此期在病理学上呈缓慢进展状态。因为考虑到病理的缓慢进展及以后可能复发，所以在临床上，缓解期的患者仍然需要维持治疗，不然的话，就有可能复发。只不过这个时期的治疗方案和药物与活动期不大一样，具体的治疗方案和用药还要根据患者前面的治疗情况来确定。

8. 强直性脊柱炎缓解期应该如何治疗？

患者咨询

　　明白了缓解期仍然需要继续治疗，我会继续坚持治疗的。请问强直性脊柱炎缓解期应该如何治疗？

　　医生回复：强直性脊柱炎的病程很漫长，并且有反复发作的特点；病情每反复一次，都会使关节损伤加重一次。所以一般需要长期的药物治疗，才能防止疾病的反复发作和越来越严重的关节损伤。大多数患者在活动期经过积极有效的治疗后，病情逐渐得到控制，甚至完全缓解，这个时期也就是我们所说的缓解期。此时应着眼于巩固治疗效果，可根据病情控制的程度调整用药。一般，非甾体抗炎药对控制腰背痛、关节肿痛、晨僵效果较好。当腰背痛、关节肿痛、晨僵等症状得到控制后，可尝试将非甾体抗炎药减量，以 1/3 ～ 1/2 剂量维持，部分患者可以停用。同时，可在病情完全控制三至六个月后，将改善病情抗风湿药减量，或将联合用药改为单用。一般，改善病情抗风湿药应维持使用两年以上，甚至更长时间，大多数患者都不能完全停药。少数患者有可能在病情完全缓解半年后尝试逐渐停用改善病情抗风湿药。但此时应注意随诊，发现病情反复，要及时用药。既往的治疗用药仍然有效。

另外，缓解期的康复治疗非常重要。患者每天要定时做全身和局部相结合的关节运动，如手指伸张、攥拳、挺胸、弯伸腰部、摆腿、摇动和按摩关节等。建议进行做广播体操、游泳等锻炼。同时还可配合物理治疗，如热敷、热水浴、蒸气疗法、红外线、超短波等。需要强调的是，尽管缓解期病情比较稳定，服药也比较少，但患者仍然需要定期去门诊随诊，在医生指导下进行合理的治疗。

9. 为什么强直性脊柱炎要长期治疗？

患者咨询

了解了缓解期继续治疗的必要性和治疗方法，对我帮助很大，使我能够正确地看待治疗，但我还是很关注用药的疗程问题。刚才您说到，强直性脊柱炎的治疗是一个漫长的过程，请问为什么强直性脊柱炎要长期治疗？

医生回复：强直性脊柱炎是一种原因不明的自身免疫性疾病，其发病与异常的抗原抗体反应相关，免疫抑制剂只能抑制抗原抗体反应，使它们维持在低水平而不能将它们完全消除。治疗后的症状缓解，不等于疾病的根治，近期有效不等于远期有效。抗风湿药可以延缓病情进展，但亦不能治愈强直性脊柱炎。基于这一点，本病的治疗需要一个长期过程，也有可能是终身的。在这个过程中，我们可以在病情得到完全控制的情况下把药物剂量降到最小，但为防止病情复发，原则上不停药。当然，也有部分治疗时机较早、病情较轻并得到完全控制的患者，可依据病情逐渐将药物减量，维持治疗，甚至最终停药。对于能否减停药物，专科医生不仅需要评估患者当前的症状、炎症指标及影像学检查的情况，还需要综合患者既往治疗过程、复发与缓解规律、合并症等各方面的因素来考虑。

10. 为什么要重视强直性脊柱炎缓解期的治疗？

患者咨询

　　我的强直性脊柱炎经过一段时间的积极治疗，现在好转很多，我仅在早晨起床时感觉腰部有些僵硬，但是时间不长，活动几分钟就会好起来，也没有关节痛。现在服用的药物也少了许多，医生要我加强锻炼，请问为什么要重视强直性脊柱炎缓解期的治疗？

　　医生回复：经过积极合理的治疗，强直性脊柱炎患者的病情往往能够得到有效的控制，达到完全缓解。但是，这时候千万不能放松治疗，缓解后的巩固治疗任务仍然艰巨，没有不可掉以轻心。因为在缓解期，虽然症状减轻或消失了，患者没有疼痛的感觉，关节肿胀消失，异常的实验室检查项目也恢复了正常，但是患者身体里面的异常免疫反应并没有被根除，病理发展没有完全停止，只是药物将它们抑制在一个比较低的水平，不引起明显的临床症状而已。如果此时不维持治疗，疾病还会卷土重来，继续加重，最终使治疗前功尽弃，导致关节破坏、畸形，功能丧失。另外还要强调的是，这个时期的康复锻炼治疗也非常关键，对于关节功能的恢复及疾病的预后都有至关重要的影响。因此，要非常重视缓解期的治疗，将"斗争"坚持到底，直至病情完全稳定。

11. 强直性脊柱炎患者能服用非甾体抗炎药吗?

患者咨询

我患强直性脊柱炎已经有一段时间了，经常出现膝关节肿胀疼痛，觉得非常痛苦。每次去医院看病，医生都会开很多药给我吃，包括一些镇痛药，说是非甾体抗炎药。请问强直性脊柱炎患者能服用非甾体抗炎药吗?

医生回复：非甾体抗炎药是目前临床治疗强直性脊柱炎最常用的抗风湿药，也是风湿性疾病最基本的治疗手段之一。该类药物通过抑制环氧合酶（cyclooxygenase, COX）的活性，减少前列腺素、前列环素、血栓素等炎性介质的合成，从而减轻病变部位

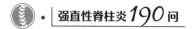

的炎症现象，达到控制关节肿痛的目的，是治疗强直性脊柱炎不可缺少的、非特异性的对症治疗药物。非甾体抗炎药还具有抑制下丘脑体温调节中枢的前列腺素合成的作用，使发热患者的体温降至正常水平。所以，非甾体抗炎药具有抗炎、外周性镇痛和退热的作用。这些药物并非单纯镇痛，而是有助于控制关节炎症，在疼痛比较严重时是可以服用的。

12. 强直性脊柱炎患者如何使用非甾体抗炎药?

患者咨询

我患强直性脊柱炎两年多了，腰背部疼痛，足跟疼痛反复发作。除了服用柳氮磺吡啶外，我还服用过多种非甾体抗炎药，但是觉得有些药物的镇痛效果不理想。请问强直性脊柱炎患者如何使用非甾体抗炎药?

医生回复: 我们现在常用的非甾体抗炎药有阿司匹林、吲哚美辛、酮洛芬、萘普生、布洛芬、双氯芬酸钠、尼美舒利、奥沙普秦、洛索洛芬钠、美洛昔康、舒林酸及塞来昔布等数十种。这些药物都有抗炎镇痛的作用。可是，不少患者遇到与你同样的难题:几乎用过所有的镇痛药，还是止不住痛，这是什么缘故呢?这里面有一些用药原则及用药方法的问题，可能你还不太了解。

不同的非甾体抗炎药在体内发挥最佳作用的时间不同，出现的不良反应也不同。而且不同的个体对同一种药物的反应也不相同，有些人用这一种药效果好，而另外一些人有可能就对这种药没有反应，反而用另一种药有效果，这就是个体差异。所以我们要求用药个体化。患者要配合医生选择最适合自己的非甾体抗炎药。这需要一个试用过程，只有通过试用，才能摸索到合理的用药方法，包括首选药物、用药的剂量、用药间隔的时间、用药的维持量等。一般来说，观察非甾体抗炎药疗效的时间不宜太长，通常一种药单独使用两周左右，如果效果不显著，就应当换用另一种药。

非甾体抗炎药的抗炎镇痛机制大致相同，不主张两种或两种以上联用，因为联用不但不能增加治疗作用，反而增加了不良反应。一般来说，患者单用某种非甾体抗炎药，只要剂量合理，其效果会比联用好。另外，所有非甾体抗炎药都有损伤消化道黏膜的不良反应，因此主张在饭后服用，有消化性溃疡、胃肠出血史及其他胃肠病者应慎用，必须要用时应当与治疗消化性溃疡的药物联用。

13. 非甾体抗炎药一般多久起效?

患者咨询

我腰背痛两年了，一个月前被诊断为强直性脊柱炎。现在腰骶部疼痛剧烈，严重影响生活，服用了三天的布洛芬缓释胶囊，但是镇痛效果不好。请问非甾体抗炎药一般多久起效?

医生回复：首先你应了解的是，非甾体抗炎药在治疗强直性脊柱炎时不仅发挥镇痛作用，而且有抗炎效果。非甾体抗炎药的镇痛作用起效快，一般在用药后即可判断疗效，所以，对于非炎症性疼痛，若用药一至两天无效，即可考虑更换药物。而该类药物的抗炎作用起效较慢，用药后往往需要一至两周才能见效。非甾体抗炎药主要通过抗炎来达到镇痛和消肿效果，因而起效较慢。而且药物半衰期的长短也有不同，半衰期长的药物，其血药浓度在三天至数周内逐渐升高，在此后的给药期间，血药浓度趋于相对稳定，因而需要较长一段时间才能知道这种药是否有效。所以临床医生在更换药物时，也会考虑到药物的起效时间。

14. 常用的非甾体抗炎药包括哪些？

患者咨询

我患有强直性脊柱炎多年，去过很多医院就诊，也服用过很多种非甾体抗炎药。请问常用的非甾体抗炎药包括哪些？

医生回复：非甾体抗炎药种类繁多，其分类方法也多种多样，有的依其化学结构分类，有的按药物的半衰期长短进行分类，最近，临床建议按照它们对 COX-1/COX-2 活性的抑制作用来分类。在这里，我们对这些分类方法做一下简单描述。从化学结构来看，大多数非甾体抗炎药是有机酸类，如羧酸（如阿司匹林、双氯芬酸等）、烯醇酸（如美洛昔康等），还有非酸类（如萘丁美酮）。根据半衰期长短，可分为短半衰期的非甾体抗炎药（如双氯芬酸、依托度酸、酮洛芬和吲哚美辛等）和长半衰期的非甾体抗炎药（如塞来昔布、美洛昔康、萘丁美酮等）。而根据对 COX 作用选择性的不同，可分为非选择性 COX 抑制剂和选择性 COX-2 抑制剂。非选择性 COX 抑制剂包括吲哚美辛、美洛昔康、双氯芬酸、尼美舒利、布洛芬等；选择性 COX-2 抑制剂包括塞来昔布、艾瑞昔布、依托考昔等。选择性 COX-2 抑制剂对消化道黏膜及血小板活性产生的不良影响较小。由于这些内容涉及的专业性比较强，所以患者在风湿病专科医生的指导下用药较为安全有效。

15. 合并消化性溃疡时应选用哪种非甾体抗炎药？

患者咨询

　　我父亲三年前出现反复胃痛，做了胃镜，被诊断为胃溃疡，一直服用胃药。今年出现踝关节痛、腰痛，被诊断为强直性脊柱炎，服用过具有消炎镇痛作用的多种抗风湿药。服药后胃有些不舒服，但如果停药的话，关节疼痛又明显加剧。请问合并消化性溃疡时应选用哪种非甾体抗炎药？

　　医生回复：强直性脊柱炎合并胃溃疡的患者最好选用选择性 COX-2 抑制剂，从而尽可能降低胃溃疡出血的风险。其中，具有代表性的就是塞来昔布。选择性 COX-2 抑制剂在抗炎镇痛方面的效果与双氯芬酸、萘普生等其他非甾体抗炎药相似，但是其胃肠道反应要少一些。用法用量：塞来昔布 200mg，单次服用（每日一次）或分次服用（每日两次），并酌情使用胃黏膜保护剂或质子泵抑制剂护胃。由于塞来昔布与磺胺类药物在化学结构上具有相似性，对磺胺类药物过敏的患者应慎用。

16. 可以同时使用两种以上的非甾体抗炎药治疗吗？

患者咨询

　　我丈夫今年 29 岁，九个月前出现腰痛、膝关节肿痛，到医院检查发现得了强直性脊柱炎。他去过很多医院就诊，每次都带回很多药物，所以家里存了很多抗风湿药，其中包括几种非甾体抗炎药。他有时候早上腰僵硬得不能起床，关节疼痛也会加剧。他觉得多吃几种药可能效果会好一些。请问可以同时使用两种以上的非甾体抗炎药治疗吗？

　　医生回复：很多患者因疼痛剧烈，总想快点镇痛，想服用两种或两种以上的非甾体抗炎药，其实，这种想法是错的，这种治疗方法是被禁止使用的。临床和实验研究证明，两种或两种以上的非甾体抗炎药联用，不仅不会增强药物的疗效，反而可因药物间的相互作用而增加不良反应。以阿司匹林为例，阿司匹林与吲哚美辛合用不仅不能提高抗炎镇痛效果，反而会使不良反应大大增加；高剂量的阿司匹林与布洛芬、萘普生合用也不能提高疗效；而阿司匹林与双氯芬酸钠合用时，胃肠道出血的发生率为单用的三倍。因此，那种"服药种类越多，疗效就越好"的认识是十分错误的。当应用某种非甾体抗炎药的治疗效果不佳或耐受性较差时，临床主张根据不同药物的半衰期、疗效和不良反应的不同，换用另一种药物。建议由医生来调整用药。

17. 合并其他病症时可以继续服用非甾体抗炎药吗?

患者咨询

我哥哥年轻时就得了强直性脊柱炎。后来又发现得了肾功能不全，已经五年了，需要服用药物，偶尔也会出现胃痛。他总担心非甾体抗炎药与这些药有冲突，并且担心非甾体抗炎药会诱发胃溃疡。请问合并其他病症时可以继续服用非甾体抗炎药吗?

医生回复：患者发生非甾体抗炎药相关性消化性溃疡的风险是不同的，其明确的危险因素包括：①老年（明确的风险是65岁以上）；②溃疡病或溃疡并发症病史；③同时使用糖皮质激素或抗凝药；④大剂量、多种非甾体抗炎药（包括小剂量的阿司匹林）联合使用；⑤严重的系统性疾病。可能的因素包括吸烟、饮酒和幽门螺杆菌感染等。如果患者合并其他病症，需关注药物是否会导致不同的胃肠道反应，若存在两至三种胃肠道危险因素，则与非甾体抗炎药同时使用有可能增加出现胃肠道反应的风险，建议采取预防非甾体抗炎药导致消化性溃疡的方案，其中包括使用最低有效剂量的非甾体抗炎药，避免使用超过一种的非甾体抗炎药（包括小剂量的阿司匹林），使用选择性 COX-2 抑制剂，并酌情使用胃黏膜保护剂或质子泵抑制剂进行护胃治疗。

此外，须特别注意一药多名，同一种化学成分的药物可能以不同的商品名出现，应避免重复用药。如对乙酰氨基酚又被称为扑热息痛，商品名有百服宁、泰诺林、必理通等；双氯芬酸又被称为双氯灭痛，商品名有英太青、扶他林、戴芬、奥贝等。如果患者具有一种肾脏危险因素，应慎重选择非甾体抗炎药；如果有两种以上肾脏危险因素，应避免使用非甾体抗炎药。

18. 关节不痛了还要吃非甾体抗炎药吗？

患者咨询

我今年上半年被诊断为强直性脊柱炎，发病时，CRP 和 ESR 都明显异常。医生给我用了双氯芬酸钠、甲氨蝶呤和柳氮磺吡啶联合治疗，现在关节疼痛基本缓解，CRP 和 ESR 恢复正常。请问关节不痛了还要吃非甾体抗炎药吗？

医生回复： 在临床上，一般对于存在明显的关节炎症反应的患者，才考虑使用非甾体抗炎药治疗。若无炎症反应或炎症反应很轻，且处于强直性脊柱炎缓解期，则没有必要使用该类药物。

患者须注意观察关节情况，若有反复，还可以再用，但还必须继续使用改善病情抗风湿药，如甲氨蝶呤、柳氮磺吡啶等，同时配合非药物疗法，如减轻体重、游泳、做广播体操等。

19. 非甾体抗炎药与其他药物之间会互相影响吗?

患者咨询

　　我患强直性脊柱炎已经多年了，今年体检发现血压升高，医生说需要药物治疗。请问非甾体抗炎药与其他药物之间会互相影响吗?

　　医生回复：非甾体抗炎药有明确的心血管系统不良反应，其中就包括高血压，所以要避免长期使用该类药物，尤其是那些本来就有心血管疾病危险因素的患者。此外，非甾体抗炎药可能与某些药物发生相互作用，其中包括抗高血压药。虽然不同患者出现这些药物相互作用的程度有很大不同，但是在联合使用非甾体抗炎药和其他药物时，需要考虑其风险。与非甾体抗炎药联用存在相互作用的常见药物有以下几种。①抗凝药（如华法林）：非甾体抗炎药可竞争性地与血浆蛋白结合，使抗凝药从结合状态中游离出来，从而增强它们的作用和毒性。②抗惊厥药（如苯妥英钠）：非甾体抗炎药可改变苯妥英钠的代谢状态，使其血浆水平提高。③糖皮质激素：可增强非甾体抗炎药的胃肠道毒性，当两者合用时，应尽可能使用最小剂量的非甾体抗炎药。④抗高血压药：非甾体抗炎药可减弱 β 受体阻滞剂和血管紧张素转化酶抑制剂（angiotensin converting enzyme inhibitor, ACEI）的抗高血压效应。⑤强心药：非甾体抗炎药可增加地高辛的血浆浓度。⑥降糖药：非甾体抗炎药可增强磺脲类降糖药的降血糖作用，甚至引起低血糖。⑦免疫抑制剂（如甲氨蝶呤）：非甾体抗炎药可降低免疫抑制剂的清除率，提高它们的血浆浓度。

20. 非甾体抗炎药有哪些不良反应?

患者咨询

　　我是一名司机，四年前患了强直性脊柱炎，长期服用抗风湿药治疗，现在控制得还比较好，疼痛基本上可以缓解，但我还经常吃非甾体抗炎药。听别人说，长期服用这些药物对胃有刺激。请问非甾体抗炎药有哪些不良反应?

　　医生回复：虽然不同药物的某些不良反应出现的频率不同，但是非甾体抗炎药有共同的临床毒性谱。该类药物的常见不良反应有以下几种。①胃肠道反应：是非甾体抗炎药最常见的不良反应，胃肠症状的轻重与服用非甾体抗炎药的剂量大小、疗程长短及个体差异均有一定关系，且选择性 COX-2 抑制剂发生消化性溃疡和溃疡并发症的风险相对较低。②中枢神经系统的反应：虽然大多数非甾体抗炎药引发中枢神经系统症状的概率不高，但进行高空、驾驶作业或有严重精神神经障碍病史的患者在使用某些药物（如吲哚美辛、阿司匹林等）时，应高度警惕其对中枢神经系统的损害。常见的中枢神经系统症状有头痛、头晕、视听减退、意识模糊等。③血液系统的反应：许多非甾体抗炎药可引起多种血液系统损害，如吲哚美辛可使约 1% 的患者发生粒细胞缺乏症，使 10% 的患者发生再生障碍性贫血；服用保泰松者常在数周内发生粒细胞缺乏症，连续服用两至三年后可发生再生障碍性贫血。此外，服用双氯芬酸引起血小板减少者约为 0.17%，服用阿司匹林使血红蛋白减少者约为 1.6%，萘普生可引起溶血性贫血，吡罗昔康可引起过敏性血小板减少性紫癜等。④肝功能损害：相当多的非甾体抗炎药可引起转氨酶升高、黄疸。⑤肾毒性：当存在高龄、动脉硬化、肾功能下降等危险因素时，非甾体抗炎药可引起水钠潴留、高钾血症和肾功能不全。⑥对软骨的影响：某些非甾体抗炎药如阿司匹林、吲哚美辛、布洛芬等，可加速软骨退化。⑦心血管系统的反应：长期使用某些非甾体抗炎药可导致血压升高，诱发心肌缺血。

尽管非甾体抗炎药有以上不良反应，但也不能因噎废食。可根据患者的病情正确选用，并注意监测其不良反应。

21. 如何预防非甾体抗炎药的胃肠道反应？

患者咨询

我患有强直性脊柱炎，一直按医嘱规律服用非甾体抗炎药等药物，为了减轻胃肠道反应，都是餐后服药，但还是会出现恶心、嗳气等胃肠道症状。请问如何预防非甾体抗炎药的胃肠道反应？

医生回复： 非甾体抗炎药在通过胃肠道时可直接损害胃黏膜，经血液循环到达胃黏膜也可引起胃肠道反应。其肠溶片、缓释剂、前体药等剂型可减少药物在通过胃肠道时对胃黏膜的直接损害，但不能避免药物进入血液循环。值得注意的是，肠溶片的剂型设计是药物在碱性环境下崩解，餐后服药可导致药物在胃内崩解，并延长药物在胃内停留的时间，从而增加胃肠道反应。因此，对于肠溶片和缓释剂，临床均主张在餐前服药，普通的剂型则可在餐后服用。若患者还是出现胃肠道反应，可加用质子泵抑制剂，或改用选择性 COX-2 抑制剂，如塞来昔布等。

22. 强直性脊柱炎患者能服用糖皮质激素类药物吗？

患者咨询

我是一名强直性脊柱炎患者，前些天因为天气潮湿，左膝关节肿痛加重，到诊所看病，医师让我静脉滴注地塞米松。但是我听说糖皮质激素对人体有害。请问强直性脊柱炎患者能服用糖皮质激素类药物吗？

医生回复：我们通常说的激素多指的是糖皮质激素，泼尼松、甲泼尼龙、地塞米松、倍他米松等药物都属于此类。由于糖皮质激素能抑制前列腺素的合成、抑制免疫系统及多种酶的活性、减轻炎症反应，因此能迅速消除关节肿胀，减轻疼痛与晨僵，可应用于本病。尽管这类药物能很快改善患者的痛苦症状，但不能阻止关节及骨的破坏，且长期使用会产生骨质疏松、肾上腺皮质功能减退等不良反应。因此，临床多主张以小剂量为主，且不主张长期使用。对于伴有心、肺、眼和神经系统等受累的重症患者，可给予短效糖皮质激素，其剂量依病情严重程度而定。小剂量糖皮质激素可缓解多数患者的症状，并作为改善病情抗风湿药起效前的"桥梁"。对于关节肿痛明显、经非甾体抗炎药治疗不能缓解的患者，在无禁忌证的前提下，可考虑短期口服或局部注射糖皮质激素，以缓解病情。如果使用其他药物能够控制病情，一般不主张使用糖皮质激素，尤其不能单用糖皮质激素治疗，或者长期大剂量使用糖皮质激素。

23. 强直性脊柱炎患者能局部使用糖皮质激素类药物吗？

患者咨询

　　我是一名强直性脊柱炎患者，经过药物治疗后，腰背痛、晨僵等症状已经得到控制，但双膝关节肿胀疼痛最近又开始反反复复，医生建议我可以局部使用糖皮质激素，但是我不知道安全性如何。请问强直性脊柱炎患者能局部使用糖皮质激素类药物吗？

医生回复： 如果强直性脊柱炎患者存在以下几种情况，可以考虑局部使用糖皮质激素类药物。①大约有25％的强直性脊柱炎患者在本病病程中可发生葡萄膜炎（或称虹膜炎）。一旦经过眼科医师检查，明确葡萄膜炎诊断，就应该开始积极治疗，对于病情较轻的患者，可用糖皮质激素类滴眼液局部治疗，对于难治性葡萄膜炎患者，可能需要全身使用糖皮质激素联合免疫抑制剂、生物制剂治疗。经济条件允许的患者如果没有合并其他禁忌证（如结核、乙型肝炎等），可选用生物制剂（肿瘤坏死因子拮抗剂）治疗，研究表明，其可明显减轻炎症，减少复发，避免视力不可逆性丧失。须注意的是，这些治疗都应在眼科和风湿病科医师的共同指导下进行。②对于全身用药效果不好的顽固性外周关节(如膝关节)炎积液患者，可行关节腔内注射糖皮质激素治疗，重复注射应间隔三至四周，一般每年不超过两至三次。③顽固性骶髂关节炎患者可以选择在CT引导下于骶髂关节内注射糖皮质激素。④对于附着点炎导致的局部疼痛，如持续足跟痛无法缓解，治疗后效果较差者，也可局部注射糖皮质激素治疗。

24. 强直性脊柱炎患者有必要使用大剂量的糖皮质激素吗?

患者咨询

　　我丈夫两年前被诊断为强直性脊柱炎,一直服用柳氮磺吡啶,间断服用布洛芬,病情控制平稳。可是他今年在停服柳氮磺吡啶后,出现双眼又红又痛,医生说他这是葡萄膜炎,建议用大剂量糖皮质激素治疗。请问强直性脊柱炎有必要使用大剂量的糖皮质激素吗?

　　医生回复: 关于糖皮质激素治疗强直性脊柱炎的地位和作用的话题经常引发争论,认识比较一致的是短程小剂量使用糖皮质激素能够快速消除炎症,减轻症状和体征,改善关节功能。但在出现严重的脏器损害(如葡萄膜炎)的时候,必须使用大剂量糖皮质激素,以迅速缓解病情。

25. 关节腔内注射糖皮质激素有必要吗? 有哪些不良反应呢?

患者咨询

　　我父亲患有强直性脊柱炎,经过药物治疗后,大部分症状已经得到控制，但左膝关节肿胀疼痛较剧烈，服用柳氮磺吡啶后无改善。请问关节腔内注射糖皮质激素有必要吗？有哪些不良反应呢？

医生回复：关节腔内注射糖皮质激素能够迅速缓解疼痛，但应该根据情况并衡量利弊后再决定。糖皮质激素局部注射广泛应用于强直性脊柱炎的大关节炎、腱鞘炎、滑囊炎、附着点炎及神经卡压病变（如腕管综合征）等。糖皮质激素关节腔内注射的效果取决于多种因素，包括疾病的种类、治疗关节的状况（大小、承重或非承重关节）、关节的活动性、关节内的滑液量、糖皮质激素的种类和剂量等。患者在关节腔内注射糖皮质激素后要注意休息，减少过度使用被注射关节。但反复关节腔内注射糖皮质激素可导致关节软骨损伤，因此每年不能超过三次。关节腔内注射糖皮质激素的其他不良反应是糖皮质激素的全身性不良反应，包括月经紊乱、注射当天或第二天的皮肤潮红症状、糖尿病患者的血糖升高等，反复关节腔内注射长效糖皮质激素也可产生骨质疏松、肾上腺皮质功能减退等不良反应。

26. 强直性脊柱炎缓解期有必要使用糖皮质激素吗？

患者咨询

我服用泼尼松治疗强直性脊柱炎已经三个多月了，脸比以前胖了，关节炎的症状现在几乎没有了，医生说我现在可以减量了，但我担心减量后腰背痛会复发。请问强直性脊柱炎缓解期有必要使用糖皮质激素吗？

医生回复：缓解期的用药方案和药物的用量都要适当调整。糖皮质激素的调整要根据患者以前的用药方案。如果以前的用量比较大，如泼尼松用量为每天 30mg 以上，那么在缓解期就应当逐渐减量，可以每月减去一至两片，当减量至每天 10mg 左右时，减量速度要放慢，如每两周减去半片。如果以前的用量较小，每天 10mg 以下，在缓解期则可以考虑停药，或逐渐减量至停药。应当注意，患者在减量过程中如果出现症状反复，则不宜再继续减量。如果减量至每天 5mg 左右会出现症状加重的话，可以不再减量，加用非甾体抗炎药，待症状好转后，先停用糖皮质激素，再慢慢停用非甾体抗炎药。缓解期糖皮质激素的具体应用最好在风湿病专科医师的指导下进行。

27. 强直性脊柱炎患者在使用糖皮质激素时应该注意什么？

患者咨询

我患有强直性脊柱炎，服用泼尼松已经有一个月了，症状比开始好了不少，踝关节肿胀和疼痛都缓解了许多，但我又担心这样吃下去会有不良反应。请问强直性脊柱炎患者使用糖皮质激素时应该注意什么？

医生回复：患者在使用糖皮质激素时，从用药的时间、剂量、方法，到药物的减量和停用都有值得注意的地方。①个体化用药：应根据病情的轻重、疾病的活动度、并发症、伴随疾病和是否存在禁忌证等具体情况决定是否使用及如何使用糖皮质激素。多数患者应选择小剂量使用，个别病情较重的患者，尤其是合并眼部损害及内脏受累的患者，可酌情短期使用 20 ～ 30mg/d 的中剂量甚至大剂量糖皮质激素，但应注意在症状减轻后尽快减量。对于已使用足量非甾体抗炎药和其他镇痛药物的患者，若个别关节仍肿痛明显，可给予糖皮质激素局部注射，往往可获得良好效果，但在一年内注射不宜超过三次。②联合用药：糖皮质激素不能延缓强直性脊柱炎的发展进程，长期使用又有许多不良反应，所以不可以单独使用，应联合足量、足疗程的改善病情抗风湿药治疗，以控制疾病进展。③类型的选择：地塞米松等长效类型糖皮质激素的不良反应明显多于短效类型，无特殊情况的患者应尽量采用泼尼松等短效类型。④疗程的选择：糖皮质激素的使用原则是能短期使用者，不长期使用。即使是小剂量糖皮质激素，其不良反应的风险也会随用药时间的延长而增加，因此，应尽量缩短糖皮质激素的疗程。⑤剂量的选择：使用糖皮质激素治疗，原则上应尽可能选择小剂量。⑥给药时间：应选择在早晨8点以前，与生理分泌高峰一致，以减少不良反应的发生。若一次给药后，患者夜间或清晨疼痛仍较明显，可考虑短期内分两次给药。⑦不良反应的预防：在用药过程中应密切监测血压、血糖、血脂和骨密度等指标，若发现异常，应及早采取干预措施。已有白内障和青光眼的患者尽量避免使用糖皮质激素治疗。若因病情需要，可使用小剂量糖皮质激素，在治疗过程中，定期进行眼科检查。40 岁以上、合并糖尿病或有其他危险因素的患者，也应随访眼部情况。在使用糖皮质激素时，要同时补充钙剂和维生素 D。

28. 糖皮质激素有哪些不良反应？

患者咨询

前不久，我遇到一位系统性红斑狼疮患者，她的脸又圆又大，身体很胖，在和她交谈中我了解到，这是由使用糖皮质激素造成的。我患有强直性脊柱炎，最近有发热和关节肿痛，这次去医院，医生建议我使用糖皮质激素，我觉得使用糖皮质激素很可怕。请问糖皮质激素有哪些不良反应？

医生回复：激素的不良反应主要有以下几种。①库欣综合征：长期大剂量使用糖皮质激素，可以使患者出现向心性肥胖、满月脸、多毛、无力、低血钾、水肿、高血压、2 型糖尿病等，是由糖皮质激素引起的水、盐、糖、蛋白质、脂肪等代谢紊乱所致的。这些症状一般无须特殊治疗，停药后多会逐渐自行消退，数月或较长时间后可恢复正常，但高血压、糖尿病患者仍要慎用糖皮质激素。②诱发或加重感染：糖皮质激素有抗炎作用，但不具有抗菌作用，并且能降低机体的抗感染能力，有利于细菌的生长、繁殖和扩散。③胃肠道反应：诱发或加重消化性溃疡、出血，甚至造成消化道穿孔。④神经症状：可出现激动、兴奋、失眠等神经症状，个别患者可出现精神病，可诱发癫痫患者癫痫的发作。故有精神病倾向的患者、精神病患者及癫痫患者应禁用。⑤肾上腺皮质萎缩或功能不全：主要表现为一旦患者发生外伤、出血、感染，可出现头晕、恶心、呕吐、低血压、低血糖，或发生低血糖昏迷。⑥骨质疏松、骨坏死等。⑦反跳现象及停药症状：对于长期应用糖皮质激素类药物的患者，若减量太快或突然停药，原来的症状可能很快再次出现或加重，此种现象为反跳现象，处理措施为恢复糖皮质激素用量，待症状控制后再缓慢减量。⑧其他：肌病、皮肤萎缩、白内障、胰腺炎等。

若患者处于活动期，非甾体抗炎药不能很好地控制病情，可以考虑加用小剂量的糖皮质激素治疗。不必担心这种小剂量使用会有太大的不良反应，当症状缓解后，要随之减量或停药。

29. 治疗强直性脊柱炎的西药有哪些不良反应？

患者咨询

我患强直性脊柱炎已经好几年了，那时候对这个病认识得不这么深，总是觉得中药不良反应小，能去"根儿"，于是在一个中医那儿一个劲地吃中药。他多次建议我要中药西药配合吃，但我坚持不吃西药，结果现在腰椎都有些变硬了，弯不下去，心里有些动摇了。请问治疗强直性脊柱炎的西药有哪些不良反应？

医生回复：由于强直性脊柱炎的复杂性和难治性，目前完全靠中药很难控制病情进展。西药在治疗风湿病的同时，由于其剂量、剂型、疗程长短及机体的个体差异等因素，会产生一定的不良反应，大致包括以下几个方面。①胃肠道反应：表现为上腹部不适、反酸、烧心、恶心、呕吐等，严重者可诱发溃疡和出血。②肝脏损害：出现食欲下降、乏力，严重者可出现黄疸。③肾脏损害：尿液中出现尿蛋白和红细胞，可有一过性肾功能下降，如血中尿素氮和肌酐含量升高、尿量减少等，极少数患者可出现急性间质性肾炎。④神经系统损害：如头晕、头痛、耳鸣、失眠、感觉异常等。⑤血液系统损害：可导致粒细胞减少，严重者可发生再生障碍性贫血。⑥过敏反应：如皮疹、多形性红斑、剥脱性皮炎等。不同药物的不良反应也不尽相同。虽然西药有许多不良反应，但我们是可以监测到这些不良反应的，不能因噎废食，过多地考虑它的不良反应而不敢用。

30. 服用治疗强直性脊柱炎的药物有哪些注意事项？

患者咨询

我家人被诊断为强直性脊柱炎，现在正在使用药物治疗，请问服用治疗强直性脊柱炎的药物有哪些注意事项？

医生回复：治疗强直性脊柱炎的常用药被统称为抗风湿药，一般包括非甾体抗炎药、改善病情抗风湿药、糖皮质激素、生物

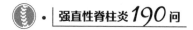

制剂等，使用这些药物时要注意以下几点。①胃及十二指肠溃疡患者在应用糖皮质激素和非甾体抗炎药时，必须同时使用抗酸药（如氢氧化铝）或组胺2受体拮抗剂（H_2受体拮抗剂，如法莫替丁），严重者须合用质子泵抑制剂（如奥美拉唑）。②饮酒前后不可服用该类药物，因其可损伤胃黏膜屏障而致出血。③非甾体抗炎药在与甲氨蝶呤等合用时，可增强后者的作用及毒性，因此必须减少甲氨蝶呤的用量。④有些抗风湿药可引起胎儿发育异常，妊娠期妇女应在医生指导下应用。⑤有些抗风湿药可引起骨髓抑制，尤其是免疫抑制剂，主要表现为白细胞减少，严重者可表现为全血细胞减少，所以必须定期检查血常规；有时，药物的骨髓抑制作用在停药后还会持续一段时间，故在停药后十日内仍应继续关注血象变化。⑥长期使用抗风湿药可能导致肾功能损害及药物性肝炎，所以在用药过程中要定期复查肝肾功能。⑦使用生物制剂前应排除肿瘤、活动性感染、结核、肝炎，需要提供血常规、ESR、CRP、肝功能、肾功能、病毒性肝炎相关检查、结核感染T细胞斑点试验（T-SPOT.TB试验）或结核菌素试验（PPD试验）、胸部X线（或肺部CT）检查等结果。

31. 服用抗风湿药时应当注意什么？

> **患者咨询**
>
> 我前不久患了强直性脊柱炎，现在正在使用药物治疗，

有三四种药物。我平时很少接触这些抗风湿药，请问服用抗风湿药时应当注意什么？

医生回复：治疗风湿病的药物大多数对消化道黏膜有较强的刺激性，空腹服药容易损伤消化道黏膜，所以服用抗风湿药时应当注意以下几点。①非甾体抗炎药主要有消炎镇痛的作用，如双氯芬酸二乙胺、布洛芬等可以引起胃肠道反应，如食欲不振、上腹不适感、胃痛等，这些药必须在饭后30分钟内服用，以减轻不良反应，不能空腹服；双氯芬酸钠双释放肠溶胶囊等缓释剂型可在饭前服用。必要时可肛用吲哚美辛栓剂，能够减轻非甾体抗炎药引起的胃肠道反应。②柳氮磺吡啶、甲氨蝶呤等改善病情抗风湿药也可以引起恶心、呕吐等胃肠道反应，最好在饭后服用。

32. 什么是"慢作用药"？

患者咨询

我患有强直性脊柱炎，去年在深圳诊治，当时医生给我开了一些药物，我服用后症状有所好转。后来我回到了农村老家，由于当地医疗条件有限，有一段时间没有服药，现在又开始出现关节疼痛。听一些病友说，除了用那些消炎镇痛药之外，还要用"慢作用药"，请问什么是"慢作用药"？

医生回复："慢作用药"也就是医生们所说的慢作用抗风湿药，现在又被称为改善病情抗风湿药，由于本类药物起效慢于非甾体抗炎药，故以此命名；又因它们作用于风湿病病理中的不同免疫成分，并具有控制病情进展的可能，故又名改善病情药。这类药物一般很少有抗炎作用，与非甾体抗炎药相比，起效缓慢，对急性疼痛的缓解作用较差，一般在用药两至四个月后才能显现效果，但是一旦起效，则维持时间较长。它们更多的是影响疾病的基本过程，具有改善病情、延缓病情进展、防止关节损伤的作用，因而具有"治本"的效果，是治疗强直性脊柱炎的"主力军"。但是，该类药物不能使已经受到破坏的关节恢复正常，因而必须尽早应用，以达到减缓和防止脊柱、关节损伤的目的。

33. 为什么要用免疫抑制剂治疗强直性脊柱炎？

患者咨询

我今年25岁，工作以来经常出现腰背痛，有时甚至会夜间痛醒，到医院检查，医生说我患的是强直性脊柱炎。医生开了一种药叫甲氨蝶呤，说明书上说属于免疫抑制剂，可以延缓病情，但是有抑制骨髓、影响生育等不良反应。请问为什么要用免疫抑制剂治疗强直性脊柱炎？

医生回复：虽然药物有一定的不良反应，但是不必担心，因为强直性脊柱炎是一种由免疫机制发生紊乱导致的自身免疫性疾病，由于目前还不能被根治，所以我们的主要治疗目的是尽量减缓关节损伤，保护关节功能，防止身体残疾，最大限度地提高患者的生活质量，而免疫抑制剂是达到这一目的的主要药物。虽然免疫抑制剂存在不良反应，但无须过度担心，对于强直性脊柱炎来说，在治疗剂量范围内使用的免疫抑制剂，可以通过多种途径抑制机体内紊乱的免疫反应，从而改善和延缓病情，所以尽早积极、合理地使用免疫抑制剂是减少致残的关键。髋关节是人体重要的负重关节，一旦出现功能障碍，则对功能影响极大。在出现髋关节炎症的情况下，患者更需要积极使用免疫抑制剂来治疗强直性脊柱炎。

34. 既往常用的治疗强直性脊柱炎的免疫抑制剂有哪些？现在有哪些变化？

患者咨询

　　我三年前患上强直性脊柱炎，医生让我使用甲氨蝶呤进行治疗。最近我的同事也患上了同样的病，但他主要用的是柳氮磺吡啶，我看说明书了解到，这两种药都属于免疫抑制剂。请问既往常用的治疗强直性脊柱炎的免疫抑制剂有哪些？现在有哪些变化？

　　医生回复：免疫抑制剂是治疗强直性脊柱炎的常用药，常用的免疫抑制剂有以下几种。①甲氨蝶呤：在强直性脊柱炎患者出现膝关节、髋关节等外周关节炎时最为常用，并且能够长期使用。②柳氮磺吡啶：对强直性脊柱炎的外周关节炎有一定的效果。③来氟米特：对强直性脊柱炎的外周关节炎有效，并且相对于其他免疫抑制剂起效较快，严重不良反应相对较少。④沙利度胺：又被称为反应停，常用于其他药物疗效不好的强直性脊柱炎，由于该药可以引起神经炎，并且有致畸作用，所以必须严格掌握适应证。此外，现在还有生物制剂，如阿达木单抗、注射用重组人Ⅱ型肿瘤坏死因子受体抗体融合蛋白（即益赛普）、司库奇尤单抗等，和一些新增的小分子靶向药，如枸橼酸托法替布片、托法替尼、乌帕替尼等，均可用于治疗强直性脊柱炎。针对不同的病情，需要选择不同的药物，才能有更好的疗效。

35. 强直性脊柱炎患者可以使用甲氨蝶呤吗？

患者咨询

近一年，我频繁出现髋关节疼痛和左膝关节肿胀疼痛，到医院经过详细检查之后，被诊断为强直性脊柱炎，医生给我开了很多药，其中包括甲氨蝶呤。我看药品说明书上写甲氨蝶呤是治疗白血病和肿瘤的，但医生告诉我，这种药物是治疗强直性脊柱炎的常用药。请问强直性脊柱炎患者可以使用甲氨蝶呤吗？

医生回复：这是可以的，甲氨蝶呤（methotrexate, MTX）属于传统的改善病情抗风湿药，有改善和延缓病情进展的作用。甲氨蝶呤的临床疗效与使用的剂量有关，若您看见药品说明书上写的是治疗白血病和肿瘤，这就是大剂量甲氨蝶呤的作用。而小剂量甲氨蝶呤通常被用来治疗风湿类疾病，如类风湿关节炎、银屑病及银屑病关节炎、系统性红斑狼疮关节病变等。近年来，随着药物研究的发展，强直性脊柱炎药物治疗的优先选择通常是非甾体抗炎药和生物制剂。对于经非甾体抗炎药治疗后疾病仍有活动性且有外周关节炎，或经非甾体抗炎药治疗后疾病仍有活动性且生物制剂治疗无效，或由于有禁忌证或其他原因而无法使用生物制剂治疗的强直性脊柱炎患者，可使用传统改善病情抗风湿药，如甲氨蝶呤。这些药物可以有效地减轻疼痛、僵硬和肿胀等症状，并改善患者的生活质量。但需要注意的是，甲氨蝶呤具有一定的不良反应，如肝损害、骨髓抑制等，因此，在使用时需要密切监测患者的肝功能和血常规等指标。总之，强直性脊柱炎的治疗需要根据患者的具体情况进行个体化选择，而不是常规使用甲氨蝶呤。如果您有任何疑问或需要更多信息，请咨询您的医生或专业医疗机构。

36. 为什么要用柳氮磺吡啶治疗强直性脊柱炎呢？

患者咨询

今年 5 月以来，我经常腰痛，早晨起床时腰部僵硬，现在又有髋关节痛和双膝关节肿胀疼痛，医生诊断我为强直性脊柱炎，并给我开了柳氮磺吡啶。请问为什么要用柳氮磺吡啶治疗强直性脊柱炎呢？

医生回复：柳氮磺吡啶可以改善强直性脊柱炎的关节疼痛、肿胀和发僵等症状，并可降低血清 IgA 水平及其他活动性实验室检查指标，特别适用于改善强直性脊柱炎患者的外周关节炎，并对本病并发的葡萄膜炎有预防复发和减轻病变的作用。迄今为止，该药对强直性脊柱炎中轴关节病变的治疗及改善预后的作用仍然存在争议，但在没有其他药物可以选择的情况下，也可将其用于强直性脊柱炎中轴关节病变的活动期。您出现的髋关节痛和双膝关节肿胀疼痛，属于外周关节炎，所以您可以服用柳氮磺吡啶，可改善您的关节疼痛、肿胀和腰部发僵。医生开的药是合适的。

37. 柳氮磺吡啶应如何使用？

患者咨询

我最近被诊断为强直性脊柱炎，医生给我开了柳氮磺吡啶，听医生说，柳氮磺吡啶可改善强直性脊柱炎的关节疼痛、肿胀和发僵等症状，很适合我服用。请问柳氮磺吡啶应如何使用？

医生回复：柳氮磺吡啶对强直性脊柱炎的外周关节炎有显著的疗效，同时给药方便，价格低廉，对于早期控制病程进展十分有益，成为控制强直性脊柱炎病情的常用药物。但其起效缓慢，亦有一些不良反应，医生应该根据病情、疾病发展情况、治疗效果及相关指标如 ESR、血常规和肝功能等调整柳氮磺吡啶的用量。

通常推荐用量为每日 2.0g，分两至三次口服。剂量若增至每日 3.0g，疗效虽可增强，但不良反应也明显增多。本品起效较慢，疗效通常在用药后四至六周才出现。为了提高患者的耐受性，一般从每次 0.25g，每日三次开始服用，以后每周增加 0.25g，直至每日剂量为 2 ~ 3g，进餐时服用。出现疗效后，剂量可以逐渐减少，但一般认为每日 2g 是有效且安全性较好的剂量，低于每日 1.5g，则难以维持疗效，但与甲氨蝶呤等其他改善病情抗风湿药联合使用时，可适当减少剂量。疗程一般为一至三年。对磺胺类药物过敏者禁用。

38. 使用柳氮磺吡啶应注意哪些不良反应？

患者咨询

　　我是一名已婚的男性患者，今年正在备孕，却被诊断为强直性脊柱炎，目前正在服用柳氮磺吡啶进行治疗，听说服用柳氮磺吡啶会对备孕产生不良影响。请问使用柳氮磺吡啶应注意哪些不良反应？

医生回复：柳氮磺吡啶作为一种改善病情抗风湿药已经在临床使用三十多年了，现在国内仍有许多学者把它作为治疗强直性脊柱炎的首选药物，不论早期、中期还是晚期，都采用柳氮磺吡啶进行治疗。实践证明，其对早期、症状较轻且以外周关节病变为主要表现的强直性脊柱炎患者，疗效较好；而对晚期患者，尤其是脊柱已经畸形、没有外周关节病变者，可能疗效欠佳。

柳氮磺吡啶的不良反应多不严重，主要为胃肠道反应，如恶心、呕吐、食欲减退、上腹部不适、腹泻等。其他常见不良反应包括头晕、全身不适等，多出现在治疗的最初三个月内；亦可发生肝肾功能损害，引起肝功能异常、肾功能异常；血液系统方面的不良反应较少见，多为白细胞减少、巨红细胞症等，停药后可缓解。对磺胺类药物、水杨酸类药物及其他相关药物过敏者禁用。患者在服药期间，应每一至三个月要检测一次肝功能和血常规。

备孕的患者需要谨慎使用，临床证实，部分男性患者服药后可能出现可逆性的精子数目减少、活动性减弱及质量下降，但停药后可恢复。所以如果您打算备孕，建议先停用柳氮磺吡啶三个月以上。

39. 强直性脊柱炎患者的葡萄膜炎如何治疗？

患者咨询

我是一名男性强直性脊柱炎患者，病程十余年，最近突然出现右眼肿胀、疼痛、视物模糊，看东西还有小黑点。上网查阅资料发现，强直性脊柱炎可导致葡萄膜炎，请问强直性脊柱炎患者的葡萄膜炎如何治疗？

医生回复: 其实,强直性脊柱炎除了影响关节外,还可引起全身其他系统的病变,其中,葡萄膜炎是最常见的关节外表现。治疗葡萄膜炎主要用糖皮质激素滴眼液和睫状肌麻痹剂滴眼液或眼膏。局部用糖皮质激素能使其很好地被角膜吸收,且抗炎效果好;睫状肌麻痹剂能很好地预防后部粘连,并减轻由睫状肌痉挛引起的疼痛,滴眼频率应根据严重程度而定。在局部滴眼效果不佳时,也可进行眼周糖皮质激素注射和短期口服糖皮质激素治疗。但葡萄膜炎复发率高,在治疗局部炎症的同时,还要兼顾全身病情的控制,全身免疫功能明显异常的患者需要全身使用足量糖皮质激素,必要时还需要加用免疫抑制剂,以有效地控制病情,减少复发。

40. 强直性脊柱炎患者的反复附着点炎如何治疗?

患者咨询

我是一名男性强直性脊柱炎患者,病程十余年,最近出现肋骨和髂前上棘部位疼痛,夜间更甚,经上网咨询查证发现这是附着点炎。请问强直性脊柱炎患者的反复附着点炎如何治疗?

医生回复: 附着点炎是强直性脊柱炎的一项特征性表现,也是基本病理改变,与强直性脊柱炎的许多临床症状密切相关。附着点炎是指在骨与肌腱、韧带或关节囊的交界处发生的炎症、纤

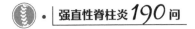

维化，甚至骨化。多发部位包括颈项部、足跟、跟腱、足背、足底、坐骨结节、胫骨粗隆、胸锁关节、骶髂关节和棘突等，表现为相应部位的疼痛和（或）肿胀，是脊柱关节炎的特征性临床表现之一。

附着点炎在同一部位反复发作，最终可导致关节强直，严重影响正常生理功能。因此，应早期采取干预措施，可采用非甾体抗炎药（如阿司匹林）治疗，如果非甾体抗炎药不能很好地控制病情，则可采用针对白细胞介素 -17（interleukin-17，IL-17）的生物制剂（如司库奇尤单抗）来控制或缓解附着点炎，有助于延缓强直性脊柱炎的进展，保护关节结构，改善远期预后。

41. 强直性脊柱炎患者眼部炎症的预后如何？

患者咨询

我是一名男性强直性脊柱炎患者，病程有二十余年，一直规律用药，但最近感觉左眼不适，右眼偶尔不适，眼睛发红、疼痛、畏光、视物模糊，眼科医生说这是葡萄膜炎，请问强直性脊柱炎患者眼部炎症的预后如何？

医生回复：强直性脊柱炎患者眼部受累多表现为葡萄膜炎。初期症状是眼睛不适或疼痛、充血、畏光、流泪及视物模糊，常单侧发病，也可双侧交替发作，出现疼痛难忍。每次发作四至八周，多为自限性，但有复发倾向，但多不遗留残疾。一般来讲，在治疗及时且得当的情况下，葡萄膜炎有望完全消退。尽管如此，视力还是会受到一定的影响。但若病情长期未能得到有效控制，则有可能发展为白内障，甚至导致永久性失明。因此，患者一旦出现眼部不适症状，应及时就医，以便尽早接受治疗，保护视力。

42. 强直性脊柱炎患者妊娠期和妊娠前后该怎样用药?

患者咨询

我是一名女性强直性脊柱炎患者，已患病七年了，目前病情控制得还可以，一直规律服药。最近我和丈夫正在备孕，不清楚备孕期和妊娠期应该怎样服药，也担心服用药物对胎儿有影响。请问强直性脊柱炎患者妊娠期和妊娠前后该怎样用药?

医生回复: 由于强直性脊柱炎好发于中青年，且患者均处于育龄期，所以您提的这个问题具有普遍性，这种担心是可以理解的。除小剂量糖皮质激素以外，几乎所有治疗强直性脊柱炎的药物都对胎儿有影响。因此，要想生育一个健康的宝宝，怀孕前就必须做好充分的准备。最重要的是要将疾病控制在最佳状态，处于缓解期，同时要增强体质，防止受凉和各种感染，以免使强直性脊柱炎复发。服用甲氨蝶呤者必须停用半年才可怀孕，服用来氟米特者必须停用一年，服用柳氮磺吡啶、青藤碱、沙利度胺、雷公藤多苷者最好停用三个月到半年才可怀孕。在妊娠期禁止使用改善病情抗风湿药，如甲氨蝶呤、环磷酰胺、雷公藤多苷等。对于非甾体抗炎药，孕妇在妊娠初期三个月及妊娠后期必须严格限制使用，妊娠中期若有必要可以适当少量使用，哺乳期最好使用半衰期短的药物，如布洛芬等。

如果在妊娠期间出现强直性脊柱炎急性发作，唯一可以用的药物是小剂量糖皮质激素，具体而言，就是每日 7.5 ~ 10mg 泼尼松。小剂量的糖皮质激素在经过胎盘时即可被胎盘分泌的一种酶破坏，因而对胎儿影响极小，对下丘脑 - 垂体单位及蛋白质分解的影响亦小。另外乳汁中不含此药，不影响哺乳。

43. 为什么强调强直性脊柱炎的治疗要规范化与个体化？

患者咨询

我两年前出现右髋关节痛、腰背痛，当时没在意，以为只是没休息好，后来疼痛及肿胀加重，去医院检查，结果是强直性脊柱炎。朋友说多吃保健品就能治好这个病，结果病情不但没有改善，反而加重了，我现在很痛苦。请问为什么强调强直性脊柱炎的治疗要规范化与个体化？

医生回复：我们所说的强直性脊柱炎的规范化治疗，就是强调早期治疗、联合用药及个体化治疗原则。所谓早期治疗，就是一旦确诊，应尽早使用改善病情抗风湿药。强直性脊柱炎患者如果出现外周关节炎，在发病的最初三个月内就可出现关节软骨破坏，这段时间也被称为该病治疗的窗口期。如果此时能够及时、正确地使用改善病情抗风湿药，大多数患者的病情可获得完全缓解，从而防止出现关节破坏，乃至残疾。

联合用药是指同时使用两种或两种以上的改善病情抗风湿药，个体化治疗方案就是针对每一个患者的具体情况制订不同的治疗方案。强直性脊柱炎患者的病情轻重不一，针对每个患者采取的治疗方案也大不相同。部分轻症患者可能只需要使用一种非甾体抗炎药和一种改善病情抗风湿药即可见效，而大多数患者则需要同时应用两种或两种以上的改善病情抗风湿药才能控制病情。对于少数病情严重的患者，则往往需要改善病情抗风湿药与生物制剂联合使用。个体化治疗方案可使患者的病情得到长期缓解，且不良反应最小。

值得注意的是，一定要防止出现由于担心药物不良反应而不积极治疗的情况。任何药物都可能有不良反应，但对于风湿病专科医生而言，改善病情抗风湿药的这些不良反应都是已知且可以监测和控制的。患者只要在风湿病专科医生的指导下规范使用改善病情抗风湿药，既可取得良好疗效，又不至于因药物的不良反应而损害身体。

44. 强直性脊柱炎患者能否进行关节腔内注射?

患者咨询

　　我三个月前被诊断为强直性脊柱炎,复诊时医生根据病情建议我做关节腔内注射复方倍他米松注射液治疗,我有点害怕,所以拒绝了。请问强直性脊柱炎患者能否进行关节腔注射?

　　医生回复:不用害怕,医生的建议是正确的,当强直性脊柱炎患者的膝关节、踝关节等大关节出现肿胀、疼痛明显时,可以进行关节腔内注射治疗。可选择的药物有多种,包括长效糖皮质激素、甲氨蝶呤、透明质酸,以及中药提取物,如正清风痛宁注射液等。关节腔内注射的优点包括两方面,一方面是可将药物直接注入炎症部位,从而有效地缓解肿痛症状,促进炎症消退;另一方面是可抽出关节渗出液,有助于促进炎症吸收和缓解疼痛。不同药物的关节腔内注射的要求也不尽相同。对于糖皮质激素的关节腔应用,已在本篇第 25 问中有所阐述。甲氨蝶呤对严重的滑膜炎有效,常常与糖皮质激素同时使用。正清风痛宁注射液是青风藤提取物,可以有效地缓解关节肿痛等急性炎性反应,在进行关节腔内注射时,可与利多卡因等量混合注射;可以多次注射,但要注意过敏情况。透明质酸主要针对关节软骨破坏严重的患者,是人为地补充关节腔内的"润滑剂",要求单个关节每周注射一次，连续五次。在进行关节腔内注射时，要严格遵循无菌操作技术要求，防止由注射引发关节腔感染。

45. 强直性脊柱炎患者能否进行手术治疗?

患者咨询

　　我患强直性脊柱炎已经有20年，现在行动不便，日常生活自理有些困难。我在网上查询了资料，得知髋关节置换术可以改善我的生活质量。请问强直性脊柱炎患者能否进行手术治疗?

　　医生回复：您说的情况属于强直性脊柱炎晚期致残，严重影响患者的生活质量。髋关节受累引起的关节间隙狭窄和关节强直、畸形是本病致残的主要原因。为了改善患者的关节功能和生活质量，人工髋关节置换术是最佳选择。置换术后，绝大多数患者的关节痛可以得到控制，部分患者的功能可以恢复正常或接近正常，90% 的植入关节的寿命可达 10 年以上。其优点包括疼痛并发症少、功能改善好、畸形纠正显著、负重能力强。其临床功能的改善与下列因素有关。

　　（1）选择短颈型假体。因为肌肉、肌腱、关节韧带是强直性脊柱炎的病理作用部位，都有不同程度的纤维化、骨化形成，肌肉痉挛，弹性差，短颈型假体能保持髋部肌肉的松紧度，有利于肌肉收缩及关节活动。

（2）充分松解髋部软组织。由于阔筋膜长期处于挛缩状态，腹直肌、股内收肌群痉挛、硬化，肌肉弹性差，故在术中切断并延长肌肉，充分松解关节周围软组织，是纠正关节畸形及恢复功能的基础。

（3）关节康复器（continues passive motion, CPM）的正确使用及功能锻炼是关节功能恢复的保障。CPM 有严格的活动度控制指标，可使关节肌肉的活动度逐渐增大，既锻炼关节肌肉，又防止关节肌肉过度活动引起损伤，可较好恢复髋关节功能。

此外，可对晚期强直性脊柱炎引起的脊柱后凸畸形进行手术矫正，原理为增加腰椎前凸程度，从而代偿性矫正患者双目俯视及重心力线前移等问题，利于直立行走及进行各项活动，提高生活质量。同时，也可改善胸廓后凸畸形引起的限制性肺通气不足及其对心脏、腹部各器官的机械性压迫，改善各重要脏器缺血、缺氧情况，从而延长患者寿命。应采取的截骨方法有棘突至椎体后缘的 V 形截骨术、次全椎弓椎体截骨术、全脊柱截骨术三种。选择性内固定的手术方法有双侧 Luque 棍夹持棘突钢丝固定法、弓根螺钉加压棍固定法、棘突间钢丝固定法，如果方法应用得当，其固定效果均令人满意。因此，当髋关节已变形且影响其功能时，可以考虑做手术，以改善关节功能和提高生活质量。

46.HLA-B27 阳性需要治疗吗?

患者咨询

我患有强直性脊柱炎五年了，五年内偶尔出现腰痛，一直规律服药，去医院复查，医生让我检查 HLA-B27、ESR、骶髂关节 CT，检查结果显示：骶髂关节 CT 正常，ESR 正常，而 HLA-B27 呈阳性。可我的症状不是很明显，影像学表现也不明显。请问 HLA-B27 阳性需要治疗吗?

医生回复：不用担心，虽然强直性脊柱炎患者 HLA-B27 阳性率达 90% 左右，但如果不符合强直性脊柱炎的诊断标准，就不会被诊断为强直性脊柱炎，因为普通人也可能出现 HLA-B27 阳性。HLA-B27 阳性不是强直性脊柱炎的诊断依据。

如果患者出现 HLA-B27 阳性，且有强直性脊柱炎的临床表现，符合强直性脊柱炎的诊断，那肯定需要治疗。关于普通人出现 HLA-B27 阳性是否需要治疗的问题，目前没有资料显示治疗的效果会比不治疗好。我们认为，既然身体是健康的，又何必去自找麻烦呢？毕竟治疗强直性脊柱炎的药物或多或少是有不良反应的。当然，如果您的家族中有患有强直性脊柱炎的亲人，自己又间断出现腰痛，则须定期检查，也应该避免久居寒冷、潮湿的环境，避免过度劳累，预防感染，以防止诱发强直性脊柱炎。

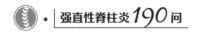

47. 幼年强直性脊柱炎的治疗原则是什么?

患者咨询

我侄子今年 10 岁，患有强直性脊柱炎两年，我没有想到，儿童也会得此病。请问幼年强直性脊柱炎的治疗原则是什么?

医生回复: 风湿病科医生都明白，任何年龄的人都可能患风湿性疾病，只不过儿童发病较隐匿，往往因被忽视而耽误诊治。临床上经常会碰到这样的情况:当孩子出现关节痛时，很多家长误认为这是扭伤而求治于骨科，或认为这是所谓的生长痛而不予理睬，或者自己给孩子用一点镇痛药见效了，就没有对关节痛进行进一步检查，从而延误了早期诊断，错过了幼年强直性脊柱炎的最佳治疗时机。幼年强直性脊柱炎多见于 7 ~ 16 岁的男孩，男女比例约为 7∶1。由于在疾病早期，骶髂关节炎和脊柱炎的表现不明显，诊断比较困难，许多病例常常在数年后才得以确诊。因此，在临床中若出现以下情况，无论影像学检查有无骶髂关节炎，都应考虑强直性脊柱炎:男性;儿童后期发病;附着点炎或反复发作的少关节型关节炎，以下肢大关节为主;合并反复发作的葡萄膜炎;有家族史;HLA-B27 阳性。当然，也应与幼年类风湿关节炎、幼年型骨软骨炎、先天性髋关节脱位等相鉴别。

幼年强直性脊柱炎髋关节受累较常见且严重，X 线检查可见关节囊肿胀、关节面模糊、关节间隙狭窄，最终呈骨性强直，预后不良。因此，必须十分重视幼年强直性脊柱炎的诊断和治疗。

48. 幼年强直性脊柱炎应该如何治疗？

患者咨询

我的儿子今年 5 岁，髋关节疼痛得很厉害，有时走路都喊痛，被诊断为幼年强直性脊柱炎。医生给我儿子开了布洛芬，但我们又担心布洛芬会影响他的正常生长发育。请问幼年强直性脊柱炎应该如何治疗？

医生回复：孩子还这么小，家长的确应该注意孩子的健康成长。对于幼年强直性脊柱炎，保守治疗的目的是控制临床症状，防止关节畸形。长期治疗需要以家庭为中心，以社会为基础，多方面协调配合。至关重要的是，尽可能让家长和孩子了解这个疾病，了解幼年强直性脊柱炎的特点、病程和初期疗效，并参与治疗。这种教育必须是一个持续的过程，要求患儿家长记下各种问题，并在复诊时提出，这是很有用的。

首要治疗是必须培养患儿形成正常的心理观和社会观，鼓励患儿上学，只有极少的患儿有在家接受教育的指征。药物治疗方案应该从最简单、最安全的措施开始。治疗一般应持续到代表疾病活动的所有症状被控制后的一至两年，应避免在短暂的自限性缓解后立刻停用抗风湿药。儿童长期使用糖皮质激素和免疫抑制

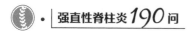

剂有潜在的毒性蓄积作用，只有在出现威胁生命的疾病时才可使用。在长期治疗中，补充营养是非常重要的一环，要注意在饮食中补充维生素 D、维生素 C、钙和其他微量元素。

49. 哪些非甾体抗炎药可以用于幼年强直性脊柱炎?

患者咨询

我儿子刚上小学一年级，今年年初被诊断为幼年强直性脊柱炎，主要表现为左膝关节肿胀和疼痛。医生开了一些抗风湿药，我们因为担心孩子年龄太小，药物不良反应太大，影响孩子的生长发育，所以只是给涂些镇痛药膏，不敢给他吃那些非甾体抗炎药。请问哪些非甾体抗炎药可以用于幼年强直性脊柱炎?

医生回复: 您的孩子可能属于幼年强直性脊柱炎，但无论是哪种关节炎，一般首选的治疗就是非甾体抗炎药。幼年强直性脊柱炎患儿对非甾体抗炎药的反应较好，约 90% 的患儿经过非甾体抗炎药治疗后，关节炎得到了满意的控制。阿司匹林是被广泛使用的一种非甾体抗炎药。治疗起始量为 75 ~ 90mg/（kg·d）（根据患者的年龄和体重计算），分四次服用，三次在用餐时间与饭同服，一次在晚上睡觉前与牛奶同服，这样可以减少胃肠道刺激。其他使用较为广泛的非甾体抗炎药还包括萘普生 [15mg/（kg·d），分两次口服]、布洛芬 [35mg/（kg·d），分四次口服]。

对于那些吞咽片剂有困难的幼儿，还可使用这两种药物的悬浮液剂型 [如布洛芬悬浮液，45mg/（kg·d）]。但不同的患儿对不同的非甾体抗炎药存在个体差异，因此在选药及用量上要灵活变通。

50. 幼年强直性脊柱炎患儿应如何使用糖皮质激素?

患者咨询

我孩子被诊断为幼年强直性脊柱炎已经三年了，关节疼痛时通常会有眼睛发红、疼痛，大部分都是采用泼尼松联合其他药物进行治疗，症状基本得到控制，但她的生长发育受到影响，身高和体重都比同龄儿童要低许多。请问幼年强直性脊柱炎患儿应如何使用糖皮质激素?

医生回复：由于糖皮质激素不能影响幼年强直性脊柱炎的病程，故不作为常规使用。只有在使用非甾体抗炎药和改善病情抗风湿药无效，或伴有虹膜炎、肺受累等比较严重的关节外损害时，才需要全身应用糖皮质激素治疗，并且常与非甾体抗炎药及改善病情抗风湿药联用。一般使用小剂量，相当于每天服用泼尼松 5 ~ 10mg，每天早晨给药一次；对于病情严重者，可给予泼尼松 1mg/（kg·d）（每日总量不超过 40mg），可分次服用。取得疗效后应逐渐减量，直至停用。此外，对于症状严重的大关节炎，可考虑进行关节腔内注射糖皮质激素治疗。

儿童使用糖皮质激素的最大不良反应就是发育迟缓。通常，每天服用泼尼松 5mg 就会有生长抑制作用，体重小于 25kg 的患儿，每天服用 3mg 也可出现生长抑制。因此，要尽量缩短使用糖皮质激素的疗程，可用可不用时坚决不用。

51. 哪些改善病情抗风湿药常用于幼年强直性脊柱炎?

患者咨询

　　我的孩子患有强直性脊柱炎，刚发病时使用一些非甾体抗炎药就可以控制关节的不适症状，但随着病程的进展，现在使用以前的药物也没办法控制病情，孩子每天膝关节或髋关节疼痛得厉害。医生说，这样发展下去会造成关节畸形，建议使用改善病情抗风湿药。我查了一些资料，了解到改善病情抗风湿药的种类有很多，不良反应也很多，有些成人都无法耐受。请问哪些改善病情抗风湿药常用于幼年强直性脊柱炎?

　　医生回复：当最初使用的非甾体抗炎药对患儿无效或疗效不佳时，应该选用其他药物。您的孩子就属于这种情况。当幼年强直性脊柱炎出现外周关节病变时，甲氨蝶呤是目前最常用的药物。其优点是小剂量就可起效，可以口服，儿童有较好的耐受性。不良反应相对较少，主要有暂时性的肝功能损害、胃肠道反应（如恶心等）和血液系统异常（如白细胞减少等），偶有头痛、脱发及性情改变。当患儿伴有营养不良、病毒性肝炎等危险因素时，应避免使用。甲氨蝶呤对生殖系统的影响较小，尚无证据表明其会对患儿的性激素及精子浓度有影响。甲氨蝶呤常与其他药物联合使用，并且患者应于服药 24 小时后服用叶酸。服药期间要定期检查血常规、肝功能和肾功能等。

柳氮磺吡啶也是治疗幼年强直性脊柱炎的常用药物。儿童剂量为 30 ~ 50mg/（kg·d），分三次口服。一般从小剂量开始，逐渐加至足量。用药期间要多饮水，并定期检查肝功能和血常规。

来氟米特对幼年强直性脊柱炎也有很好的疗效，一般与甲氨蝶呤联合使用，临床效果优于单用甲氨蝶呤。如果以上药物效果不理想，也可以选用沙利度胺。

此外，生物制剂注射用重组人 II 型肿瘤坏死因子受体 - 抗体融合蛋白已被批准用于幼年强直性脊柱炎，且被试验证明有效。但因为价格昂贵，所以仅用于病情较重、常规治疗效果不佳的患儿。治疗前应排除结核的可能性。

总的来说，可改善幼年强直性脊柱炎病情发展的改善病情抗风湿药有很多种，可根据患儿的具体情况进行个体化选择。

52. 生物制剂的前景究竟如何？

患者咨询

我得强直性脊柱炎已有十年了，主要表现为髋关节痛，腰部、颈部僵硬不灵活。到过很多医院就诊，用过很多药，但效果都不明显。有人向我推荐生物制剂，说它是有希望让患者痊愈的一类药物。请问生物制剂的前景究竟如何？

医生回复：风湿免疫性疾病病因复杂，发病机制又不十分清楚，所以目前尚缺乏确切有效的治疗方法，强直性脊柱炎亦如此。近年来，针对强直性脊柱炎发病机制中的一些重要环节，新型的生物制剂不断问世。这些制剂包括作用于主要组织相容性复合物 /T 细胞受体的分子，针对参与炎性反应的细胞 (如 T 细胞) 的分子，以及影响细胞因子的分子，如白细胞介素 1 受体拮抗剂、肿瘤坏死因子受体 – 抗体融合蛋白等。目前，已经有多种生物制剂用于治疗严重强直性脊柱炎、类风湿关节炎及其他风湿免疫性疾病，并且取得了明显的治疗效果，使许多难治性风湿免疫性疾病患者看到了希望的曙光。但是，不同的患者对生物制剂的治疗反应不尽相同。也就是说，生物制剂并不是对每一个患者都有效。此外，生物制剂的应用还面临着费用和不良反应的严峻考验，目前"任重而道远"。但是随着研究的深入，生物制剂因其特有的优点——药理作用环节的高选择性、毒副作用相对较小，决定了它在强直性脊柱炎等风湿免疫性疾病的治疗方面有着极其广阔的应用前景。

53. 强直性脊柱炎患者怎样使用这些生物制剂?

患者咨询

　　我是一名强直性脊柱炎患者，患病多年，也治疗多年，使用过几乎所有的改善病情抗风湿药，目前常出现左膝关节肿痛。由于多年服药，胃也经常出问题，生活质量十分差，情绪经常处于低落的状态。听说最近几年国内使用益赛普*等生物制剂有比较好的效果。请问强直性脊柱炎患者怎样使用这些生物制剂?

　　医生回复：这类药物能够有效地减轻强直性脊柱炎患者的疼痛、僵硬和肿胀等症状，促进关节功能恢复，有效地抑制骨质破坏，减慢强直性脊柱炎外周关节病变的影像学进展，并改善生活质量，相较于传统改善病情抗风湿药，其效果更佳。目前常用的生物制剂是肿瘤坏死因子拮抗剂。

　　依那西普（商品名为恩利）是第一个由美国食品药品管理局（Food and Drug Administration, FDA）批准用于强直性脊柱炎治疗的肿瘤坏死因子拮抗剂。该药的使用方法为每次 25mg，每周两次，皮下注射。随着新配方的研发，现在也可皮下注射 50mg，每周一次。研究证明，依那西普延缓影像学进展的作用强于甲氨蝶呤。

---

*　益赛普为注射用重组人 Ⅱ 型肿瘤坏死因子受体－抗体融合蛋白的商品名，根据日常语境，患者在咨询时一般使用该药物的商品名，故未加以修改。

英夫利西单抗（商品名为类克）是第二个由 FDA 批准用于治疗强直性脊柱炎的肿瘤坏死因子拮抗剂，过去曾用于治疗克罗恩病。推荐的用药方案是每次 3mg/kg（按体重计算），静脉滴注，于第一、三、七周各一次，之后每隔八周给药一次。如果效果不明显，可以增加药物剂量或缩短给药间隔。从药代动力学和药物经济学角度考虑，缩短给药间隔可能比增加药物剂量更合理。

阿达木单抗是一种全人源化的单克隆抗体，能够特异性地与肿瘤坏死因子结合并抑制其生物活性。阿达木单抗可以通过皮下注射给药，一般每两周一次，一次 40mg。其因注射方便及有效而得到广泛使用。

目前有部分学者认为，无论使用哪一种肿瘤坏死因子拮抗剂，都要考虑与甲氨蝶呤联合使用。生物制剂的效果一般不持久，停止治疗后疾病会复发；与甲氨蝶呤联合使用，既可以获得更好、更持久的疗效，也可以在停止使用肿瘤坏死因子拮抗剂后，以甲氨蝶呤长期维持，防止疾病复发。

除了肿瘤坏死因子拮抗剂外，还有一些其他的生物制剂也用于强直性脊柱炎的治疗，如白细胞介素－17A 拮抗剂、白细胞介素－23 拮抗剂等。

目前使用白细胞介素－17A 拮抗剂的人数较多，这是一种针对白细胞介素－17A 的生物制剂，目前在国内上市的白细胞介素－17A 拮抗剂主要包括司库奇尤单抗和依奇珠单抗。

这些生物制剂的使用需要在医生的指导下进行，用药前要排除活动性肺结核、严重感染和病毒性肝炎等，并需要监测药物效果和不良反应。尽管生物制剂日益受到风湿病专科医生的青睐，但它们在医疗过程中的地位仍存在争议。其焦点包括几个方面的因素：费用较贵，缺乏长期的安全性报告，并且有相当数量的患者应用传统方法治疗也是有效的。但就您目前的情况而言，传统方法治疗已经无效，如果家庭经济条件允许，可以选用生物制剂进行治疗。

54. 生物制剂适用于每个强直性脊柱炎患者吗?

患者咨询

我患强直性脊柱炎三年了，其间用了很多药物，但仍然会出现关节肿痛，而且还出现了其他不舒服的症状，医生建议我用生物制剂治疗。请问生物制剂适用于每个强直性脊柱炎患者吗?

医生回复：您的担心不无道理，其实不是每个患者都适合用生物制剂。使用生物制剂需要满足以下条件：使用过两种或两种以上的非甾体抗炎药治疗，且治疗时间超过四周，症状仍然没有得到缓解；在使用非甾体抗炎药后出现了不良反应；医生评估病情，认为 ASDAS ≥ 2.1 或 BASDAI ≥ 4。在使用生物制剂治疗之前，还需要筛查您体内是否有结核分枝杆菌、乙型肝炎病毒、丙型肝炎病毒、人类免疫缺陷病毒，如果存在，则需要先治疗结核潜伏感染和慢性乙型肝炎等，然后才能使用生物制剂进行治疗。

55. 目前投入使用的治疗强直性脊柱炎的生物制剂有哪些?

患者咨询

　　我患强直性脊柱炎已经好多年了,都是在正规医院治疗的,也用过许多药物,病情就是控制不好。几年前曾听医生说可以使用生物制剂,有希望治好。请问目前投入使用的治疗强直性脊柱炎的生物制剂有哪些?

　　医生回复: 如果使用传统的抗风湿药物难以控制病情,您可以考虑使用一些生物制剂来治疗。生物制剂包括各种免疫调节剂,如胸腺肽、干扰素、免疫球蛋白等。目前所说的生物制剂,主要是指针对特异细胞表面分子的单克隆抗体、白细胞介素受体拮抗剂和肿瘤坏死因子拮抗剂等。我们国内比较常用的肿瘤坏死因子拮抗剂主要分两类,一类是融合蛋白类,包括依那西普,如益赛普、安佰诺等;另一类是单抗类,包括英夫利西单抗,如类克等,还有阿达木单抗,如修美乐、格乐立、安健宁等。这些药物均可用于强直性脊柱炎的治疗,能够明显改善强直性脊柱炎患者的临床症状、体征和生活质量,并能减缓关节损伤的进展,近期疗效确切。但这些药物的远期疗效还有待更多病例的积累和随诊观察。

56. 肿瘤坏死因子拮抗剂对强直性脊柱炎的疗效如何?

患者咨询

　　我是一名强直性脊柱炎患者，医生推荐我使用生物制剂（如肿瘤坏死因子拮抗剂）进行治疗，我之前没有了解过这个药物，所以有点担心。请问肿瘤坏死因子拮抗剂对强直性脊柱炎的疗效如何?

　　医生回复：那我来给您讲讲肿瘤坏死因子拮抗剂，让您能放心使用。肿瘤坏死因子拮抗剂的作用主要是控制急性炎症，对于强直性脊柱炎活动期、关节肿胀疼痛明显及 ESR 增快、CRP 升高者比较合适；而对于疾病处于缓解期、关节肿胀疼痛不明显、ESR 和 CRP 正常，甚至关节已经强直变形者，该类药物并不合适。此外，具有下列情况之一者也不宜使用生物制剂。①严重感染：包括呼吸道感染、皮肤溃疡等。身体极度虚弱、存在其他可能增加感染风险的疾病、存在免疫功能低下疾病的患者也禁止使用。②结核：所有的肿瘤坏死因子拮抗剂都能使结核复发。到目前为止，有关英夫利西单抗在这方面的报道多于依那西普。我国是结核发病率比较高的国家，接受生物制剂治疗的风湿免疫性疾病患者有必要对结核保持警惕。值得注意的是，接受肿瘤坏死因子拮抗剂治疗者发生结核的特点有别于其他结核患者，其中包括 PPD 试验假阴性、对抗结核药物治疗不敏感、潜在或

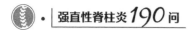

陈旧的结核病灶活化等。因此，我们建议患者在用药之前进行PPD试验，治疗前后定期进行胸部X线检查。③恶性肿瘤：据报道，在使用肿瘤坏死因子拮抗剂治疗的患者中，恶性肿瘤的发病率并未增加。我们目前还不清楚这些患者的恶性肿瘤发病率是否高于普通人群的预期发病率，但恶性肿瘤患者不能使用本类药物。④脱髓鞘性病变：使用肿瘤坏死因子拮抗剂治疗的患者可偶发多发性硬化、视神经炎和脱髓鞘性病变。需要注意的是，肿瘤坏死因子拮抗剂不能用于有脱髓鞘性病变病史或出现特殊神经系统疾病表现的患者。

但是，任何药物都有不良反应，只要治疗前进行严密筛查，掌握好适应证，在治疗期间进行严密监测，就能达到安全有效治疗疾病的目的。

57. 白细胞介素－17A 拮抗剂对强直性脊柱炎的疗效如何？

患者咨询

我是一名强直性脊柱炎患者，近两年一直在服用阿司匹林治疗，但是病情不见好转，医生推荐我使用白细胞介素－17A 拮抗剂进行治疗。请问白细胞介素－17A 拮抗剂对强直性脊柱炎的疗效如何？

医生回复：您好，因为您服用阿司匹林无效，所以可以使用白细胞介素 –17A 拮抗剂进行治疗。白细胞介素 –17A 拮抗剂（如司库奇尤单抗）的效果早已得到研究人员的认同，其有助于减轻强直性脊柱炎的症状，如背痛和晨僵，而且对人体正常免疫功能影响较小，结核发病风险相对更低，能够更好地抑制新骨形成，延缓影像学进展，能对病情起到很好的缓解作用。

58. 小分子靶向药对强直性脊柱炎的疗效如何？

患者咨询

我是一名强直性脊柱炎患者，病程十二年，先后服用塞来昔布、双氯芬酸治疗，但病情始终不见好转，症状甚至越来越难以控制，医生推荐我采用小分子靶向药进行治疗，我上网查询了一下，感觉这种药效果还不错。请问小分子靶向药对强直性脊柱炎的疗效如何？

医生回复：目前临床对小分子靶向药的研究已经取得了重大的进展，药物疗效也确切。因为您服用塞来昔布、双氯芬酸无效，所以可以使用小分子靶向药进行治疗。研究表明，小分子靶向药可在疾病活动度、疼痛、疲劳、功能、健康相关生活质量等多维度实现有临床意义的显著改善。目前，临床用于治疗强直性脊柱炎的小分子靶向药包括枸橼酸托法替布、巴瑞替尼及乌帕替尼等，均为 Janus 激酶（Janus kinase, JAK）抑制剂。在强直性脊柱

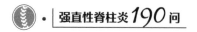

炎治疗领域，小分子靶向药采用了一种与现有药物不同的全新的作用机制，通过阻断免疫细胞内的 JAK-STAT 信号转导途径，可直接或间接阻断多种强直性脊柱炎相关细胞因子的信号转导，达到抑制炎症、缓解疾病的目的，满足强直性脊柱炎患者口服治疗的需求，提高依从性，从而实现达标治疗。

59. 使用生物制剂时应注意什么？

> **患者咨询**
>
> 　　我是一名男性强直性脊柱炎患者，病程八年，患病以来一直服用布洛芬治疗，病情始终没有好转，医生推荐我使用生物制剂进行治疗，我以前没有听说过生物制剂。请问使用生物制剂时应注意什么？

　　医生回复：您好，我向您科普一下生物制剂，生物制剂包括各种免疫调节剂，如胸腺肽、干扰素及免疫球蛋白等。目前所说的生物制剂，主要是指针对特异细胞表面分子的单克隆抗体、白细胞介素受体拮抗剂和肿瘤坏死因子拮抗剂等。这些生物制剂，有些已经大规模应用于临床，有些尚在研制之中。国内外医生已将英夫利西单抗、依那西普和白细胞介素 –17A 拮抗剂等用于治疗强直性脊柱炎多年，也积累了许多经验。

　　生物制剂的常见不良反应有以下几种。①感染：如呼吸道感染、尿路感染、结核、肝炎等。②神经系统疾病：仅有脱髓鞘性病变、视神经炎、横贯性脊髓炎、多发性硬化及帕金森病的个案报告。③充血性心力衰竭：存在充血性心力衰竭且控制不好的类风湿关节炎患者应尽量避免或谨慎使用肿瘤坏死因子拮抗剂。④其他：个别病例有注射部位反应、白细胞减少、中性粒细胞减少、全血细胞减少、过敏、心包积液、全身性血管炎等。

生物制剂可能导致免疫系统的暂时性抑制，所以在使用生物制剂前应该排除肿瘤、活动性感染、结核、肝炎，患者需要提供血常规、ESR、CRP、肝功能、肾功能、病毒性肝炎系列、TSPOT（或 PPD 试验）、胸部 X 线（或肺部 CT）检查等结果。存在活动性感染或恶性肿瘤的患者不可使用生物制剂。

手术前后使用生物制剂的注意事项如下。①无菌手术：肿瘤坏死因子拮抗剂停用两个半衰期（依那西普停用一至两周）。②感染或有感染风险的手术：停用五个半衰期（依那西普停用两至三周）。③急诊手术：立即停用。④未发生过感染且伤口愈合良好的患者：术后一至两周可开始使用肿瘤坏死因子拮抗剂。⑤具有高度感染风险的患者：术后两周内不应使用肿瘤坏死因子拮抗剂。生物制剂虽然是治疗强直性脊柱炎的有效药物，但有明确的适应证、禁忌证及注意事项，患者需要在专科医生的指导下使用。

60. 生物制剂在使用过程中如何减量用药?

患者咨询

我是一名男性强直性脊柱炎患者,病程十年,医生推荐我使用生物制剂益赛普进行治疗,使用后我感觉症状明显改善,现在想减少药物的使用量。请问生物制剂在使用过程中如何减量用药?

医生回复:您好,很高兴您的病情得到控制,考虑到您的病情明显好转,您可以减少生物制剂的使用量,以您正在使用的益赛普为例,一般足量使用三个月,病情缓解后,第三至六个月可以减至半量,之后根据病情的严重程度减量,或每周一次,或十天一次,或两周一次。如果太着急减停用药,病情容易反复,须在医生指导下调整用药。

61. 生物制剂能停药吗?

患者咨询

我是一名男性患者,患有强直性脊柱炎十二年了,使用过几乎所有的慢作用药,如甲氨蝶呤、环磷酰胺,病情一直得不到控制,所以医生推荐我使用益赛普,我使用益赛普半年后，症状明显减轻了，我现在想停药。请问生物制剂能停药吗？

医生回复：您好，很高兴您的病情得到了控制。研究发现，强直性脊柱炎的治疗分为炎症控制和骨破坏控制。很多时候，患者的症状改善了，炎症得到了控制，但是看不见的骨质破坏仍在进行中。生物制剂是一种针对自身免疫性疾病的靶向治疗药物，它的疗程也需要更长的时间——几个月到几年，有些患者甚至需要终身使用。当然，大多数患者可以停药，但没有统一的时间。建议患者在使用生物制剂一年或更长时间后停药。但需要注意的是，这里所说的减停生物制剂并不意味着停止服用药物，而是过渡到使用非甾体抗炎药和改善病情抗风湿药，因为一旦全部停药，很容易导致强直性脊柱炎复发。总而言之，每次停药前，医生都要重新评估患者的病情，待患者病情处于稳定状态后，再考虑减停药物。

62. 生物制剂和中药可以同时使用吗？

患者咨询

我患有强直性脊柱炎多年，目前使用生物制剂进行治疗，病情控制得还可以，但是我又想用中药进一步控制和改善病情。请问生物制剂和中药可以同时使用吗？

医生回复：生物制剂是通过靶向肿瘤坏死因子或白细胞介素等特定炎症因子来减轻炎症反应和改善症状。与此同时，中医药在强直性脊柱炎的治疗上展现出其独特的魅力。理论上，生物制剂和中药结合治疗可以产生协同效应，有助于提高治疗效果。

在疾病活动期，生物制剂能够快速缓解症状，而中药的加入，如雷公藤、秦艽等，可以进一步增强抗炎和调节免疫的作用，减轻关节疼痛和僵硬等症状。研究表明，高达 1/3 的患者在使用生物制剂治疗后产生耐药抗体，这往往是生物制剂后期疗效不佳的关键因素。此时，可以通过中医的辨证施治进行整体调理，如运用桂枝加葛根汤、黄芪桂枝五物汤、独活寄生汤等经方调节患者免疫系统功能，抑制耐药抗体的生成，有效维持生物制剂的疗效。

当疾病进入缓解期，中药的作用尤为重要，中药可以帮助巩固治疗效果，预防病情复发。通过中医药整体性和个性化的治疗方案，降低生物制剂的使用频率和剂量，不仅可以降低治疗成本，还能降低长期使用生物制剂可能带来的风险。例如，焦三仙、陈皮、茯苓等中药有助于缓解生物制剂引起的胃肠道不适；而具有免疫调节作用的中药有助于维持免疫系统的平衡；五味子等中药具有解毒和保护肝脏的作用，有助于减轻生物制剂对肝脏的影响。不过，患者需要在专业医生的指导下合理结合使用生物制剂和中药。医生应密切监测患者的反应，确保所选用的中药与生物制剂相兼容，以保障治疗的安全性和有效性。

63. 强直性脊柱炎临床缓解的标准是什么?

患者咨询

我是一名强直性脊柱炎患者,患病多年,也治疗多年,一直规律使用生物制剂,目前已经没有关节痛了,各项检查也维持得比较稳定,医生说我现在属于缓解期。请问强直性脊柱炎临床缓解的标准是什么?

医生回复: 您的病情能够得到控制,很值得欣慰,这归功于您对治疗的积极配合。医生说您现在属于缓解期,那肯定是达到了以下五项条件中的至少四项:①晨僵小于 15 分钟;②无乏力;③无关节痛;④活动时无关节疼痛或压痛;⑤男性 ESR 小于 20mm/h,女性 ESR 小于 30mm/h。以上几项维持两个月以上就可以认为取得了临床缓解。但缓解期并不是痊愈,只是在走向痊愈的途中。将疾病分期便于确定合理的治疗方案,每一期的治疗是不相同的。进入缓解期并不意味着患者可以高枕无忧、万事大吉了,病情极有可能"死灰复燃"。因此,患者在缓解期除了要采取防潮、保暖、避免劳累等预防措施以外,最好还要服用小剂量的改善病情抗风湿药,同时要加强对疾病的监测。一旦有复发的征象,就要积极进行治疗。

第五篇

中医诊疗

1. 中医对强直性脊柱炎有何认识?

患者咨询

　　我是一名强直性脊柱炎患者,自从患上这个病,查阅了很多相关资料。在查阅过程中,我了解到强直性脊柱炎的西医病因还不是很明确,这引发了我的思考。听病友说,中医诊治强直性脊柱炎也颇有经验。请问中医对强直性脊柱炎有何认识?

　　医生回复: 在治疗强直性脊柱炎的过程中,我们发现中西医结合的方式往往可以取得更好的效果。在中华文化漫长的演变史中,古人在不断的临床实践中积累了丰富的中医经验。中医认为,先天禀赋不足或后天摄生失调、房事不节、郁怒、惊恐、病后正气亏虚,可导致肝肾亏虚,督脉失荣,风、寒、湿、热等邪气乘虚侵袭,留滞脊柱关节,则发为本病。病邪作用于人体,产生中医所说的瘀血痰浊,病久肝肾精血亏虚,使瘀血、痰浊相互胶结,阻滞经脉,流注脊柱,充塞关节,不通则痛;病邪继而由浅入深,从轻到重,深入骨节脊髓,最终导致强直。

　　从病位而言,这个病主要侵犯筋、骨、关节,也可伤及内脏。病理性质为本虚标实,虚实夹杂。本虚为肝肾不足、气血亏虚,标实为感受风、寒、湿、热,产生瘀血、痰浊。本病活动期以邪实为主;若迁延不愈,必将损伤正气,而呈现本虚标实的证候。若病久不愈,必兼有瘀血痰浊阻滞。

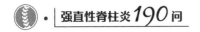

2. 强直性脊柱炎的中医病名都有哪些?

患者咨询

　　我是一名强直性脊柱炎患者, 对中医很感兴趣, 经常看一些强直性脊柱炎的中医书籍。我发现有些书说它是"龟背风", 有些书又说是其他的病名。请问强直性脊柱炎的中医病名都有哪些?

　　医生回复: 中医的病名十分有特色, 通常与疾病的临床表现或者发病机制紧密相关。一听到病名, 人们就可以联想到疾病的特点, 比如"龟背风", 既结合了临床特点, 又点明本病与风邪等病邪相关。根据强直性脊柱炎的临床特征、病机特点及病情演变过程, 中医学将其归属于痹病中的"龟背风""竹节风""大偻""骨痹""肾痹""脊痹""腰痛""顽痹"等范畴。20 世纪 80年代, 焦树德教授将强直性脊柱炎称为"大偻", 目前中医临床上也多将强直性脊柱炎称为"大偻"。

3. 中医认为强直性脊柱炎是如何发病的?

患者咨询

　　这些病名听起来很形象, 病名里基本都带有"风"或者

"痹"，很容易让人联想到本病的发病跟风有关，由此导致了痹痛。请问中医认为强直性脊柱炎是如何发病的？

医生回复：您的理解是正确的，但是除了外在的风，还有人体内在的因素，中医认为强直性脊柱炎的发病主要是因为先天身体素质不好，经常容易生病，或者后天不注意调养，经常熬夜，饮食不均衡等，导致肝肾亏虚，进而使筋脉、关节失去濡养。这时如果不慎感受了风、寒、湿、热，邪气阻碍了正常的经络运行，则会出现疼痛。本病的发病具体有以下几种情况，我们逐一介绍。

如果患者这次疼痛的是这个部位，下次发作又变成另一个部位，这就是疼痛游走不定，中医称其为"行痹"，这是风邪偏盛的表现。如果疼痛的部位相对固定，而且会出现麻木、沉重的感觉，这是湿邪偏盛引起的"着痹"。如果疼痛得不可忍受，疼痛的部位也是相对固定的，并且在寒冷环境下疼痛加重，给予热敷、烘烤等，疼痛会有所减轻，这是寒邪偏盛引起的"痛痹"。在临床上，还有一类患者表现为疼痛部位发热、发红，这是湿热之邪引起的"热痹"，这类患者往往是平时比较容易上火的"热底子"。

4. 中医认为强直性脊柱炎的病理机制是怎样的?

患者咨询

　　我一直以为，风、寒、湿、热最多引起感冒或者上火，甚至认为风就是自然界的风，没想到这些邪气竟然对人体有这么大的影响。中医真是太神奇了，能从外在的表现揣摩出发病机制。但我还有个疑问，感受风、寒、湿、热就会得这个病吗? 这些因素是怎么致病的呢? 请问中医认为强直性脊柱炎的病理机制是怎样的?

　　医生回复: 这个问题问得很好，但是如果详细解释这个问题就过于专业了，我尽量用简单点的话来解释吧。古人既看到了强直性脊柱炎发病的外部因素，同时也意识到了它的内部原因。概括地说，风、寒、湿、热等邪气是强直性脊柱炎发生发展的外部条件，而诸虚内存、正气不足才是其发病的内部原因。隋代有一个著名的医学家叫巢元方，写了一本叫《诸病源候论》的书来解释各种各样疾病的原因。这本书的《卷之一·风病诸候上》就说: "风湿痹病之状，或皮肤顽浓，或肌肉酸痛。风寒湿三气杂至，合而成痹，其风湿气多而寒气少者，为风湿痹也。由血气虚，则受风湿，而成此病。久不瘥，入于经络，搏于阳经，亦变令身体手足不随。"风、寒、湿、热之邪阻滞了关节经络，导致这些部位的气血运行不通畅，从而出现关节疼痛、肿胀。如果病邪作用于人体的时间很长，体内就会产生瘀血、痰浊。而瘀血、痰浊既阻滞气血经脉，又相互影响，成为顽痹。久而久之，疼痛就会缠绵不愈，并可出现驼背畸形、关节肿大、关节屈伸不利、皮肤瘀斑或结节。此外，如果疾病日久不愈，就会耗伤人体的气血，使身体更加虚弱，甚至会出现严重的全身衰弱症状。

由此可见，强直性脊柱炎的发病既有外因，又有内因；外因为标，内因为本。内外相互联系，相互影响，使本病的病因病机表现得纷繁错乱，复杂而多变。

5. 为什么岭南地区的强直性脊柱炎发病率高？

患者咨询

我是土生土长的潮汕人，从上学到工作从未离开过广东。两年前，我得了强直性脊柱炎。前几天，我在强直性脊柱炎的病友群里读到一篇微信公众号文章，说岭南地区的强直性脊柱炎发病率高，这与地理气候或饮食习惯有关吗？请问为什么岭南地区的强直性脊柱炎发病率高？

医生回复：您的理解很有见地，从地理因素来看，岭南地区处在东南沿海地带，空气湿度大；加之丘陵地形多，其间河流纵横，湿气偏盛；同时偏于亚热带气候，夏季炎热，台风也比较多，春夏之际湿度更大，甚至会出现墙壁、地板出水的现象。上述因素造成岭南地区的居住环境湿热偏盛。正如我们前面所说

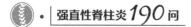

的，风、寒、湿、热等邪气是强直性脊柱炎的外在致病因素，这就是岭南地区特殊的地理气候条件。所以，岭南地区是此病的高发地区之一。实际上，我国的其他地方，如东北地区、华北地区，由于寒邪较盛，也是该病的高发地区。

6. 强直性脊柱炎的中医诊断标准是什么？

患者咨询

　　我父亲是一名强直性脊柱炎患者，而我最近在晚上睡觉的时候腰痛得厉害，出现这个症状以后，我非常担心自己也患上了强直性脊柱炎，所以前来中医院就诊。请问强直性脊柱炎的中医诊断标准是什么？

　　医生回复：如果家族里有人患有强直性脊柱炎，那么直系亲属就需要注意自己是否有类似的一些表现，一部分前来医院看病的患者是有家族遗传可能的。一般来说，凡是有腰骶部、双侧髋关节疼痛，僵硬不舒，继而沿着脊柱由下向上渐渐累及胸椎、颈椎，或者有脊柱生理性弯曲消失，僵硬，或者有弯腰、驼背、圆肩、勾颈，或伴有关节肿痛、屈伸不利的情况，即可大致考虑为强直性脊柱炎，其中医病名为"大偻"。如果您有家族史，那患病的可能性就更大，但仍需结合临床的相关检验、检查结果以明确诊断。

7. 大偻如何与尪痹、痛风、骨痹鉴别?

患者咨询

我观察到尪痹、痛风、骨痹等风湿类疾病基本上都与风、寒、湿、热有关,是否说明发病机制存在一定的共同点呢?请问大偻如何与尪痹、痛风、骨痹鉴别?

医生回复:风湿类疾病的发病基本都与风、寒、湿、热等邪气有很大关系,强直性脊柱炎多见于青年男性,主要累及脊柱,脊柱正中又有督脉走行,肾精亏损,督脉空虚,则容易感受风、寒、湿、热等邪气;如果累及筋骨、肌肉、关节,就会不通则痛。病机以肾督亏虚为本,外感风、寒、湿、热等邪实为标。通常表现为腰痛、晨僵、颈项强直、夜间疼痛明显等。

对于尪痹而言,通常女性较男性更易发病,其产生或因先天不足,或因后天失养,而致肝肾亏虚,复感风、寒、湿三邪,影响肝肾,导致筋骨同病,渐成尪痹。尪痹的发病关键在于风、寒、湿三邪入肾伤骨,骨质受损,关节变形,累及小关节,出现对称性小关节肿痛者较多。三邪未侵入肾者,虽然长期痹痛,但不会使骨质受损变形,所以尪痹的发病机制较风、寒、湿三邪引起的其他痹痛更为复杂,病邪更为深入,症状更为严重,常累及肝肾而致肌肉瘦削、软骨受损,且病程绵长,寒湿、贼风、痰浊、瘀血互相影响,使病情不断加重。

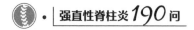

痛风以男性发病居多，患者多为形体肥胖的痰湿体质，并且有嗜酒、贪吃的习惯，导致脏腑功能失调，脾胃不能运化，痰湿不能排泄，并与血相结为浊瘀，滞留于经脉，最终导致骨节肿痛、关节畸形，甚则溃破、流脓，好发于跖趾关节。所以，饮食偏肥甘厚腻，脾胃无法运化，脾失健运，导致湿热壅滞关节，是痛风的病因病机。

骨痹常好发于中年人，男女均可发病，多累及负重关节，如膝关节、踝关节，常因正虚于内，阳虚于外，营卫不和，风寒侵袭而发病。最初邪犯经络，随后深入筋骨，累及血脉，流注关节。中医认为，经气不畅，络血不行，阳气不达，则邪气肆虐，而生疼痛。

8. 中医治疗强直性脊柱炎的原则是什么？

患者咨询

我患强直性脊柱炎好几年了，患病以来，为了控制疼痛，我看遍了各个大医院，可以说是"经验丰富"。我知道西医治疗这个病有一套规定的治疗指南，按照指南去治疗就是正规的西医疗法。请问中医治疗强直性脊柱炎的原则是什么？

医生回复：中医治疗疾病有几个大的原则，中医的所有治疗方法都源自这些原则。这些原则就像树根一样，统领着各种治疗方法，正所谓万变不离其宗。这些治疗原则不只适用于强直性脊柱炎，也适用于其他风湿性疾病，同时也可以覆盖所有的疾病。中医治疗本病的原则主要是扶正祛邪、标本缓急、正治反治、三因制宜、未病先防、既病防变、综合治疗。下面我们择其要者具体介绍一下。

（1）扶正祛邪：扶正，就是使用补益类药物或其他方法，增强体质，提高抗病能力，达到战胜疾病、恢复健康的目的。临床上，我们可根据不同的情况，采取益气、养血、滋阴、壮阳等不同的方法。扶正的方法主要适用于以正虚为主的强直性脊柱炎患者，可以固本培元。祛邪，就是采用祛风、散寒、清热、化湿、祛瘀、化痰等方法，祛除体内的邪气和病理产物，达到治愈疾病的目的。祛邪的方法主要适用于以邪实为主的强直性脊柱炎患者。临床上，有些患者常常既有正虚，又有邪实，在这种情况下，扶正祛邪必须同时进行。

（2）标本缓急：标与本是中医在治疗疾病时用以分析各种病证的矛盾、分清主次、解决主要矛盾的治疗理论。标即现象，本即本质。标与本是互相对立的两个方面。从正邪两方面来说，正气为本，邪气为标；以疾病而言，病因为本，症状是标。"急则治其标，缓则治其本"，是指标病较急，若不及时治疗，会导致不良后果，必须迅速处理，待病情相对稳定后，再考虑治疗本病。在实际运用该原则治疗强直性脊柱炎的时候，我们要分清疾病目前的哪个表现是标，哪个表现是本，治疗要分轻重缓急。比如当邪气较盛、关节肿胀疼痛明显时，应先祛邪消肿止痛；当邪气已经减弱、关节肿胀疼痛不明显，以正气虚弱为主要矛盾时，则必须重在扶正。

（3）三因制宜：在诊治疾病和分析病证时，还要考虑人体与外界环境之间的关系，处方用药要因时、因地、因人而异，即"三因制宜"。同一种疾病发生在不同的人身上，以及发病的季节、地域不同，治疗的方法也会有所区别，如在冬季，人体阳气收敛，容易受寒邪所侵，这时可以加一些温阳散寒的药物。

（4）既病防变：也叫治未病，是采取预防或治疗手段，防止疾病发生、发展的方法，是中医治疗学说的基本法则。治未病包含三个方面，一是防病于未然，强调摄生，防止疾病的发生；二是既病之后防其传变，强调早期诊断和早期治疗，防止疾病的发展演变；三是预防疾病的复发及后遗症。这条原则对强直性脊柱炎尤其重要，我们强调及时治疗本病的目的就是防止其进展，避免关节的继续损坏，改善患者的生活质量。

对强直性脊柱炎而言，治疗总体遵循"急则治其标、缓则治其本"的原则，活动期寒湿痹阻证以祛风散寒除湿、化痰通络为主，湿热痹阻证以清热除湿、化痰通络为主。如果患者表现为腰背及关节隐痛，活动后可以缓解，或仅仅表现为平时怕风怕凉等，就说明病情处于缓解期，当以补肾强督为主。

9. 中医治疗强直性脊柱炎有哪些方法？

患者咨询

我是一名强直性脊柱炎患者，由于自己得了这个病有五六年了，所以平时会看一些中医书籍。我了解到强直性脊柱炎的发病与风、寒、湿等病邪相关，在知道发病原因及机制后，我接下来最想了解的就是治疗方法了。请问中医治疗强直性脊柱炎有哪些方法？

医生回复： 我们已经知道了强直性脊柱炎的发病原因和发病机制，下面我们就讲讲具体的治疗方法。如果疾病处在活动期，多数是因为风、寒、湿、热等外邪作用于人体，阻碍气血运行。这时候，我们就要针对病因来治疗。如果是风湿热邪侵犯，我们就使用祛风清热、化湿通络的治疗方法，主要使用清热解毒、祛风除湿、活血通络的药物；若是寒湿阻络引起疼痛不适，可以运用散寒除湿、通络止痛的治疗方法，使用发散风寒湿邪、通络止痛的药物。到了疾病的后期，外邪因素已经不明显，病因主要为肝、脾、肾诸脏的不足。此时则要运用温补脾肾、散寒通督或滋养肝肾、祛湿止痛的方法来治疗，使用温补或滋补的药物。

10. 中医治疗强直性脊柱炎需要补肾吗？

患者咨询

看来中医对强直性脊柱炎真的很有办法。我知道中医主张治本，在书中也了解到，强直性脊柱炎的病机是以肾虚为本。请问中医治疗强直性脊柱炎需要补肾吗？

医生回复： 根据"急则治其标，缓则治其本"的理论，在强直性脊柱炎的缓解期，中医偏于采取补益的方法，并且认为这个疾病到了后期，往往不仅仅是肾虚，主要是肝肾亏虚，筋脉失养，所以更要注重补益肝肾。

中医认为肾主骨，肾与骨的关系早已被古人诠释。中医经典著作《黄帝内经》就有"其充在骨""肾生骨髓""肾主身之骨髓"的论述。肾藏精，精生髓，骨的生长发育有赖于骨髓的充盈及其所提供的营养。如果肾精亏损，骨髓化源枯竭，骨骼失养，则骨质不坚；同时，肝肾亏虚，筋脉失养，肌肉也会痿软无力，发展到最后，关节就会拘挛屈曲，强直畸形。

常用的补肾方剂有金匮肾气丸、独活寄生汤、补肾治尪汤等。常用的药物有熟地黄、山茱萸、杜仲、怀牛膝、桑寄生、续断、骨碎补、狗脊、鹿角霜、巴戟天等。临床要根据患者是肾阴虚还是肾阳虚来处方用药。对于肾阴虚者，多选用熟地黄、山茱萸、枸杞子、菟丝子等药物；对于肾阳虚者，常在此基础上加用鹿角霜、巴戟天、淫羊藿、骨碎补，甚至附子、肉桂等。

11. 现代中医治疗强直性脊柱炎的思路如何？

患者咨询

我是一名强直性关节炎患者，古时候的中医治病常常是开中草药煎服及银针针灸，经过现代社会的发展，治疗手段变得更加多样。请问现代中医治疗强直性脊柱炎的思路如何？

医生回复： 无论是古代还是现代，中医治疗强直性脊柱炎的主要方法都是辨证论治。对每个患者面诊，我们都需要辨证施治。实际上，辨证论治的过程除了对症状、特征进行分析和综合外，还要结合患者的男女老幼、高矮胖瘦、居住环境及四时气候等情况，我们才能准确地判断出目前的证型，从而确定相应的治法。在后文，我们会详细介绍强直性脊柱炎的证型及方药。

随着科技水平的发展，我们逐渐开始探索单味药的现代药理研究。在确定病与证后，我们可以选择使用此类中药的提取物进行治疗。如有研究证实，雷公藤、青风藤等中草药既有改善病情抗风湿药的作用，又有类似非甾体抗炎药的作用；而雷公藤有较强的生殖毒性，青风藤所含的青藤碱容易引起皮肤过敏。在处方用药时，这些因素都会被考虑到。

除此之外，我们也会采用一些现代科学技术来进行理疗，如中药热敷、中药离子导入、中药超声透入、激光照射、电磁治疗等。此外，对于强直性脊柱炎的治疗，中医还常常结合传统的外治法，如针灸、蜂针、中药外敷、穴位注射及小针刀等，内服、外用有效搭配，以达到增强和巩固疗效的目的。

12. 可以用中西医结合的方法治疗强直性脊柱炎吗?

患者咨询

　　我患有强直性脊柱炎两年多了,一开始病情反反复复,但都是使用西药控制的,最近医生说我的病情逐渐稳定下来了,可以慢慢地把西药减掉,还可以加上中药来调理。请问可以用中西医结合的方法治疗强直性脊柱炎吗?

　　医生回复:这位患者所说的经历正好符合我们中医所说的"急则治其标,缓则治其本"的治病理念。在强直性脊柱炎的治疗过程中,我们必须根据疾病的不同阶段和病情的需要来选择合适的药物。当疾病处于活动期的时候,以免疫抑制剂、非甾体抗炎药及糖皮质激素联合治疗,如甲氨蝶呤、柳氮磺吡啶、塞来昔布、生物制剂等,可以使病情较快地得到控制。但是西药的不良反应限制了其应用范围,如白细胞减少、胃肠道反应、肝功能损害及肾功能损害等,而且直至今天,西药亦不能根治强直性脊柱炎。但是对于强直性脊柱炎,单纯中药治疗的作用也有其局限性,尤其是对于活动期患者,中药的效果稍显缓慢。

　　中西医结合能够扬长避短。在治疗时,首先要明确诊断,这是治疗的关键,判断疾病属于活动期还是缓解期,以对症用药。对于肿痛症状明显者,可选用西药以减轻症状,阻止病情发展。如果治疗不及时,患者很快就会出现骨关节侵蚀,关节功能受到明显影响。因此，临床普遍主张早期积极治疗，以控制病情发展，在患者能耐受的情况下，尽可能地联合用药。中西医结合疗法能有效地调节机体免疫功能，提高疗效，明显减少单纯西药治疗中免疫抑制剂、非甾体抗炎药及糖皮质激素的用量，同时中药能够减轻或抵消部分西药的不良反应，提高用药的安全性和患者的耐受性。当病情得到控制进入缓解期以后，就可采取以中药为主的治疗，以巩固疗效和防止复发，并将西药逐渐减量，乃至停用，避免长期使用西药所带来的不良反应。

现代研究还发现，以制马钱子、川乌、透骨草、白芥子、雷公藤、伸筋草、蜈蚣、全蝎等中药配伍的组方内服、外敷，可以缓解肿痛，也可以"急则治其标"。在辨证的基础上，还可以同时选用生地黄、龟甲、鳖甲、枸杞子、女贞子等补肾滋阴药配伍组方，以减轻糖皮质激素的不良反应，改善体质，调节机体免疫功能。而到了强直性脊柱炎的缓解期，可使用狗脊、桑寄生、续断、怀牛膝、黄芪、当归、山茱萸、何首乌等补肝肾、强筋骨、益气血、通经脉的中药来配伍组方，此外，还可以配合中医传统理疗手段，以延缓骨质破坏，甚至可能修复早期受损的关节，改善关节功能，防止病情反复。

通过中医、西医共同治疗强直性脊柱炎，其效果远比单纯用中药或西药更好。所以，患者可以要求医生采用中西医结合的方法来治疗此病，以达到标本兼治的目的。

13. 强直性脊柱炎的中医治疗有哪些优势？临床效果如何？

患者咨询

　　在病情发作的时候，我晚上睡觉几乎无法翻身，半夜会痛醒，但是在使用西药以后，症状很快就被控制住了。那么既然西药治疗快，医生为何建议我联合中药调理呢？请问强直性脊柱炎的中医治疗有哪些优势？临床效果如何？

　　医生回复：目前，西医治疗以非甾体抗炎药、糖皮质激素、改善病情抗风湿药及生物制剂为主，但由于价格昂贵、感染风险较高、适应证严格等因素，其在实际应用中受到一定限制。相对来说，中医治疗的不良反应小，安全可靠，现代的药物学研究已经证明中医中药可以显著减轻炎症反应，在疾病的缓解期可发挥良好疗效。而且，中医治疗还可以提高患者的生活质量，例如，有些患者在经过西医治疗后，指标控制得很好，但仍然经常伴有乏力、腰腿酸、尿频、胃口和睡眠都不好等表现，中药可以有一定的帮助。此外，在前文中介绍过，中医治疗手段多样，除了中药口服，还有其他如针灸、小针刀、中药熏蒸等治疗手段。除了这些治疗手段，中医治未病的思想在强直性脊柱炎的治疗中也起到了功不可没的作用。《黄帝内经》强调，"法于阴阳，和于术数，食饮有节，起居有常，不妄作劳"，提醒我们作息规律，注意饮食均衡，劳逸适度，心情舒畅，可以起到"既病防变"的作用。但不可不提的是，在活动期，西药可迅速控制病情，及时改善疼痛的症状，而中药起效相对较慢，因此，在寻医治病的过程中，亦不可盲目偏信，须各取所长，中西互参，才能发挥最大疗效，以减轻患者病痛。

14. 强直性脊柱炎活动期的中医辨证分型有哪些?

患者咨询

　　我是一名强直性脊柱炎患者，以前一直在西医院看病。第一次去中医院看病之后，我看到医生在我的病历上写的中医诊断是"大偻－寒湿痹阻证"。我个人对中医有很深的兴趣，在读中医书籍的时候了解到中医讲究辨证论治，也知道要先辨证型才能进行治疗。请问强直性脊柱炎活动期的中医辨证分型有哪些?

　　医生回复：目前，强直性脊柱炎的中医辨证分型尚未统一，临床医生在诊疗过程中对常见证型进行了归纳总结。一般来说，中医将强直性脊柱炎的活动期分为以下几个证型，分别是邪痹督脉证、湿热壅滞证和寒湿痹阻证。

　　（1）邪痹督脉证：临床表现是腰脊僵硬疼痛，遇寒受风加重，肢体困痛或游走痛，下肢关节肿痛发凉或顽麻，得热则舒，阴雨天加重，身困重着，纳少便溏，或泄泻，小便清长，舌淡苔白，脉弦滑。治法为祛风散寒，除湿通络。处方以强脊宁一号汤（《娄多峰论治风湿病》）加减。药物组成为独活、威灵仙、千年健、钻地风、川牛膝、木瓜、白芍、生地黄、薏苡仁、丹参、香附、甘草。药物使用请在医生指导下进行。

（2）湿热壅滞证：临床表现是腰骶部疼痛剧烈、拒按，僵硬，屈伸不利，夜间及清晨尤为明显，活动后减轻，甚至不能活动，或伴下肢关节肿痛、灼热，身体沉重发热，口干口苦，纳差，小便黄，大便干结，舌红或暗红，苔黄腻或黄燥，脉弦数、滑数或濡数。治法为清热化湿，通经活络。处方以四妙丸为主加减。药物组成为黄柏、苍术、薏苡仁、怀牛膝、姜黄、泽兰、宽筋藤、萆薢、生甘草。药物使用请在医生指导下进行。

（3）寒湿痹阻证：临床表现是腰骶部冷痛或重痛，骨节酸痛，得温则舒，身体沉重，转侧不利，晨起尤为明显，活动后减轻，阴雨天加剧，口淡不渴，舌淡红，苔白，脉濡缓或弦紧。治法为散寒除湿，通经止痛。处方以麻黄附子细辛汤合泽泻汤加味。药物组成为麻黄、桂枝、制附子（先煎）、细辛、白术、泽泻、泽兰、独活、桑寄生、川芎、当归、白芍、炙甘草。药物使用请在医生指导下进行。

15. 强直性脊柱炎缓解期的中医辨证分型有哪些？

患者咨询

　　活动期的中医辨证分型我明白了。但是我在病情缓解后再去医院复诊时，医生的辨证是肝肾阴虚证，而且中药也和以前的不一样了。请问强直性脊柱炎缓解期的中医辨证分型有哪些？

医生回复：看来这位患者对中医还是有一定的了解，中医的辨证是随着患者情况的变化而变化的，所用的药物也随之而变化。强直性脊柱炎缓解期的辨证与活动期也有所不同。活动期多以邪实为主，邪实有寒、热、寒热错杂之不同，其中以湿热最为多见，治疗应以祛邪为主。缓解期多属正虚邪恋或虚实夹杂，其中，正虚多为肝肾亏虚、气血不足，邪则多指瘀血、痰浊等内生之邪，治疗应扶正祛邪。通常来说，缓解期可分为以下两个主要证型，分别是肾虚督寒证和肾虚湿热证。

（1）肾虚督寒证：临床表现为腰骶部、脊背部、臀部疼痛，僵硬不适，畏寒喜暖，得温则舒，俯仰受限，活动不利，甚则脊背僵直或后凸变形，不能行走坐卧，或见男子阴囊寒冷，女子白带寒滑，舌暗红，苔薄白或白厚，脉沉细。治法为补肾强督，祛寒除湿。处方以阳和汤加减。药物组成为熟地黄、鹿角胶（烊化）、肉桂、姜炭、白芥子、麻黄、甘草。药物使用请在医生指导下进行。

（2）肾虚湿热证：临床表现为腰骶部、脊背部、臀部酸痛，沉重，僵硬不适，身热不扬，绵绵不解，汗出心烦，口苦黏腻或口干不欲饮，或见纳呆，大便溏软，或黏滞不爽，小便黄赤，可伴见关节红肿热痛，舌偏红，苔黄腻，脉滑或细数。治法为补肾

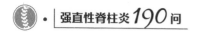

强督，清热利湿。处方以补肾强督清化汤（《实用中医风湿免疫病学》）加减。药物组成为狗脊、苍术、炒黄柏、牛膝、薏苡仁、忍冬藤、桑枝、络石藤、白豆蔻仁、藿香、防风、防己、萆薢、泽泻、桑寄生。药物使用请在医生指导下进行。

16. 中医如何治疗中晚期强直性脊柱炎？

患者咨询

我父亲患有强直性脊柱炎二十多年了，以前在乡下，医疗条件不好，治疗也断断续续，现在脊柱弯曲僵硬。请问中医如何治疗中晚期强直性脊柱炎？

医生回复： 强直性脊柱炎到了中晚期往往会伤及肝、脾、肾三脏，病久则耗伤脏腑精气，故往往以虚证为主要表现，但也有痰瘀互结的表现，主要表现为关节肿大或畸形。通常来说，中晚期的表现分为以下几个证型，分别是肝肾阴虚证、气血两虚证和痰瘀互结证。

（1）肝肾阴虚证：临床表现为腰背强直，屈伸不利，腰酸腿软，肌肉萎缩，并伴有烦热盗汗，失眠易怒，眼睛干涩，咽干，大便干少，小便黄，舌质偏红，苔薄或少苔，脉细弦或弦细数。治法为滋养肝肾，祛湿止痛。处方以六味地黄汤加减。药物组成为生地黄、熟地黄、山茱萸、丹皮、泽泻、茯苓、怀山药、姜黄、泽兰、怀牛膝、木瓜、白芍、鸡血藤、生甘草。药物使用请在医生指导下进行。

（2）气血两虚证：临床表现为腰背强直僵痛，形体消瘦，神疲乏力，气短懒言，面色淡白或萎黄，头晕目眩，唇甲色淡，心悸，多梦或失眠，月经量少色淡，月经延期甚或闭经，舌淡，苔少或无苔，脉沉细，或细弱无力。治法为益气养血，滋阴通络。处方为黄芪桂枝青藤汤（《娄多峰论治风湿病》）加减。药物组成为黄芪、桂枝、白芍、青风藤、鸡血藤、炙甘草、生姜、大枣。药物使用请在医生指导下进行。

（3）痰瘀互结证：临床表现为腰背僵硬疼痛，项强，关节肿大刺痛，或肢体麻木，皮色暗淡，肌肤紫黯，面色黧黑，皮肤无泽，按之稍硬，胸闷痰多，舌质紫黯，或有瘀斑、瘀点，苔薄白或腻，脉弦涩。治法为活血化瘀，祛痰通络。处方为腰痹汤（《娄多峰论治风湿病》）加减。药物组成为当归、鸡血藤、桑寄生、地龙、白芍、透骨草、老鹳草、独活、续断、茯苓、狗脊、白芥子、香附、醋延胡索、半夏、陈皮。药物使用请在医生指导下进行。

本病病情复杂，疾病中晚期更是各种因素共同作用的结果，所以，中晚期的治疗也不能单单使用一种方法，最好结合针灸、理疗等手段，而且患者要注意平时的生活调适，注意补充营养，进行适当的锻炼以增强体质。具体治疗方法须在风湿病专科医生指导下使用。

17. 强直性脊柱炎的常用中成药有哪些?

> **患者咨询**
>
> 　　我长期在中医院就诊看病,医院有代煎药房可以将中药直接煎好,再寄到我家。但是最近我需要到外地出差,不方便接收快递,想要服用一些可以替代的中成药。请问强直性脊柱炎的常用中成药有哪些?

　　医生回复:我们也遇到了不少这样的患者,有些患者既不方便口服中药,也不方便携带;有些患者在疾病活动期还可以每天坚持喝中药,但到了缓解期就容易坚持不下去了,中药治疗的效果就会大打折扣,而且不利于对疾病的控制。为了弥补这方面的缺陷,现在临床研发了不少中成药,患者在各大医院和药店都能比较方便地买到,可以根据医生的意见选择使用,具体包括以下几种。

　　(1)散寒除湿类:如寒湿痹颗粒、寒痹停片、复方雪莲胶囊、复方塞隆胶囊、金乌骨痛胶囊、通络开痹片、风湿定片、风湿液、独活寄生丸、追风透骨丸等。

　　(2)舒筋活络类:如肿痛安胶囊、祖师麻片、舒筋活血片、大活络丸、小活络丸、疏风活络片、秦归活络口服液等。

　　(3)补肾壮骨类:如尪痹颗粒、白蚁巢胶囊、壮骨伸筋胶囊、骨松宝胶囊、益肾蠲痹丸、壮骨关节丸、骨刺片、骨仙片、仙灵骨葆胶囊、金天格胶囊、强骨胶囊等。

（4）活血止痛类：如盘龙七片、祛风止痛胶囊、活血止痛胶囊、血竭胶囊、腰痹通胶囊等。

（5）清热祛湿类：如湿热痹颗粒、复方伸筋胶囊、痛风定胶囊、珍宝丸、四妙丸、滑膜炎颗粒等。

（6）抑制免疫类：雷公藤多苷片、昆仙胶囊、昆明山海棠片、白芍总苷胶囊、正清风痛宁片等。

不过，值得注意的是，所有的药物都有一定的不良反应，有些中成药如果长期服用，也可能有不良反应。以上介绍的药物一定要在专科中医师的指导下使用才比较安全。切不可以有"久病成医"的思想，自作主张给自己诊断开药。

18. 单方或验方能治疗强直性脊柱炎吗？

> **患者咨询**
>
> 我经常看到一些广告宣传称，靠单方和验方就可以治疗疾病，并且宣称"药到病除"，但是其来源和成分不明确，我不敢随意购买。请问单方或验方能治疗强直性脊柱炎吗？

医生回复： 这个问题估计是所有对中医感兴趣的患者都有的问题。很多患者得病以后会自己看很多书籍，对中医多多少少都有一些认识，觉得中医很神奇，当有什么疑难杂症时，就把希望寄托于所谓的单方或验方。其实，中医的单方或验方并不是某些特定的方剂，而是一整套的中医理论，它的精髓就是如何辨证。之前我们已经介绍过如何辨证和如何对"证"下药，只要是辨好证，那个方就是验方。请注意，这个"验"是灵验的验，而不是经验的验。

这两者有什么区别呢？灵验是对某一个特殊的患者而言的，而经验则是对所有人而言的。简单来说，就是这个方子对你的效果非常好，你把这个方子给了你的病友，就算你们的病情很相似，但获得的效果可能完全不一样。这就是两者的区别。所以一定要由专科医生进行诊治，这样才会有适合你的辨证，这个才是你真正的验方。

当然，中医对强直性脊柱炎的研究有一千多年的历史，对这种疾病的共性也有非常深刻的了解，在治疗方面也累积了一定的经验。简单来说，这样的经验就是我们上面所说的辨证论治，什么证型用什么方。虽然每个人的辨证不一样，但是我们可以总结出其中的规律，从而得出几个比较有效、能广泛使用的方子。从这个方面来说，中医的确是有好的验方。但是所有的这些都建立在正确辨证的基础之上。这就是我们一直强调强直性脊柱炎患者一定要去专科治疗的原因。

还要反复强调的是，千万不能相信电线杆上或互联网上的一些所谓"验方"或"祖传秘方"。那只是在草药粉末中加入了一些很便宜的糖皮质激素，如地塞米松，以及非甾体抗炎药，如吲哚美辛等，虽然能很快镇痛，但是不良反应很大，还会掩盖病情的真相，害人不浅！

19. 强直性脊柱炎患者能服用虫类药吗?

患者咨询

　　我被确诊为强直性脊柱炎一年多了。今年过年回家的时候，家里老人泡了一些含有蜈蚣、蝎子、蛇等的药酒，跟我说老一辈的人就是靠这些来祛风湿的，但我认为还是应当咨询医生的意见。请问强直性脊柱炎患者能服用虫类药吗?

　　医生回复: 中医学常将虫类药作为动物类药的代称，虫类药是指加工后的全部或部分药用动物体，也包括动物的分泌物、排泄物、生理或病理产物等。风湿病学泰斗朱良春教授总结出，虫类药具有活血化瘀、宣风泄热、搜风麓毒、息风定惊、补益培本等多种功效，使得临床应用虫类药治疗风湿病更加广泛。简单归纳，虫类药具有两种特性，一是"血肉有情"，虫类药是有血有肉的，而"情"则是指该类药物能补充人体五脏的物质亏损，增强身体功能活动，改善衰弱状态;二是"搜风剔络通邪"，虫类或长于飞行，或善游水，或善爬行，或善疏土，能到达一般动物所不能到的地方，这种特性使虫类药能够进入经络内部，搜刮出里面的风毒瘀血，使经络得以通畅，这种能力是一般的草药所不具有的。对于久治不愈的疑难疾患，我们当以奇药治奇病，使用虫类药方能起到这个作用。

　　所以，强直性脊柱炎患者是可以服用虫类药的。虫类药具有以下两种作用。

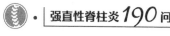

（1）调补肝肾：中医认为，痹病日久必累及肝肾，痹病后期多为肝肾亏损。强直性脊柱炎这类顽症的病机多为肾虚骨痹，痰瘀阻络，其治疗原则就是要补肝肾，通经络，这时就需要虫类药的补益肝肾作用。通过调补肝肾，使阴充阳旺，筋骨得到肝肾精血的充养及肾阳的温煦。常用的药物有龟甲、鳖甲、鹿茸等。

（2）活血通络：强直性脊柱炎日久不愈，反复发作，关节疼痛日增，屈伸不利，是内有瘀血阻滞所致，是久病入络的表现。这时，可用蜈蚣、乌梢蛇、全蝎等虫类药，利用它善行走窜之性，来搜剔筋骨间的风邪瘀血，疏通经络，消肿止痛。对于风邪致病经久不愈者，只有虫类药能有比较好的疗效，故临床常常在辨证论治的基础上配伍使用虫类药。

20. 蜂毒能治疗强直性脊柱炎吗？

患者咨询

　　我最初出现腰背疼痛的时候不知道自己患了强直性脊柱炎，便去针灸推拿科治疗，想缓解一下，没想到被确诊为强直性脊柱炎。在住院治疗的时候，我看到医生用蜜蜂的尾部去刺患者的局部皮肤，感到十分好奇。请问蜂毒能治疗强直性脊柱炎吗？

医生回复：蜂毒为工蜂对付敌害时，其腹部尾端的毒腺分泌的毒汁。蜂毒一般贮藏在毒囊中，螫刺时才通过螫针排出，所以又被称作蜂针疗法。蜂针疗法是将民间蜂螫疗法与针灸学原理相结合的一种治疗方法。即采用家养蜜蜂尾部的螫针作为针具，螫刺患者的穴位来防治疾病的方法，广泛适用于多种疾病，尤其对类风湿关节炎、强直性脊柱炎、骨关节炎等风湿性疾病有很好的疗效，并具有廉、便、验的特点。

蜂针疗法治疗风湿性疾病的机制可以归纳为以下几个方面。①针刺作用：螫针螫刺入穴位，具有针刺的机械作用，可产生疏通经络、调和气血的效果。②药效作用：蜂毒中含有 100 多种物质，如肽类、酶类、生物胺、蚁酸等，具有镇痛及调节免疫功能的作用，同时还具有促肾上腺皮质激素样作用。③温灸作用：活蜂螫刺后，局部皮肤充血红肿，皮温升高，类似温灸效应，能够温通经络，散寒止痛。因此，蜂针疗法不但可以给人体经络以机械性刺激，达到针刺的效果，蜜蜂自动注入皮内的适量蜂毒还具有多种药理作用，同时，螫刺继发的局部充血红肿、皮温升高还具有类似温灸的效应。

我们观察到许多强直性脊柱炎患者坚持使用蜂针疗法多年，很少使用药物，病情控制得也不错。

但是，蜂毒对人体而言是一种异体蛋白，可引起过敏反应，故在进行蜂针治疗前必须试针，即试敏反应。局部反应常见灼痛、潮红、微痒。全身反应为在蜂螫后两至三天出现低热、全身皮肤瘙痒、荨麻疹等症状，此乃蜂毒进入人体后产生的免疫反应，程度因人而异。一般无须治疗，症状会自动消退；也可多饮水，必要时可口服马来酸氯苯那敏、氯雷他定等进行治疗。极少数患者可能有严重的过敏反应，如过敏性休克。因此，蜂疗室必须配备肾上腺素、地塞米松等急救药物，以备不时之需。我们的方法是第一次只刺一针，若没有严重的过敏反应，则以后每次两针，每周两次，共十次，使患者慢慢脱敏。过了过敏反应期后，此疗法就比较安全了。此外，各种严重器质性疾病患者，如心功能不全、肾功能不全，不宜使用此法。所以，此法一定要在有经验的医生的指导下应用。

21. 治疗强直性脊柱炎的中药有毒副作用吗？

患者咨询

我得强直性脊柱炎以来一直在西医院就诊治疗，什么西药都用了，现在病情控制得不错。但是，之前的检查发现肝功能有点异常，于是我想通过联合中药来让西药减量。请问治疗强直性脊柱炎的中药有毒副作用吗？

医生回复：我们都知道，"是药三分毒"，所有的药物代谢都需要经过肝脏、肾脏，或多或少都会有一定的毒副作用。当然，毒副作用是相对而言的。相对于同样作用的西药，中药的毒副作用可能要小一些。此外，不同中药的毒副作用也大不相同，如熟地黄、党参等滋补肝肾、补益气血的中药的毒副作用就相对较少，而天仙藤等祛风通络药物的毒副作用则相对较多。治疗强直性脊柱炎的中药的毒副作用大概有以下几方面。

（1）马兜铃酸类中药：马兜铃酸是一种肾性毒素，长期不恰当地使用会导致肾功能不全，即典型的"中草药肾病"。已知或怀疑含有马兜铃酸的药材有马兜铃、关木通、天仙藤、青木香、广防己、细辛、追风藤、寻骨风等。

（2）一些虫类中药：蜈蚣主要含有组胺样物质和溶血蛋白质两种类似蜂毒酸的有毒成分。超量中毒有溶血作用，能引起过敏性休克；剂量过大还能使心肌麻痹，并可抑制呼吸中枢。全蝎也可引起过敏反应、血尿、糖尿、蛋白尿等。

（3）乌头类中药：附子、川乌、草乌有心脏和神经毒性。

（4）雷公藤、昆明山海棠、南蛇藤类中药：有生殖毒性，能导致男性死精、女性闭经，还可导致肺水肿、中毒性肝炎、肾衰竭等。

以上是较为常用的治疗强直性脊柱炎的药物可能出现的毒副作用。但值得注意的是，在专科医师的指导下使用中药一般不会造成严重的毒副作用。临床上较为严重的毒副作用多数是患者自行购买或者道听途说使用中药造成的。因为患者没有专业的中药学知识，对于药物的正确用量并不了解，在这种情况下，过量使用很容易发生意外事故。特别是在互联网或电线杆上以盈利为目的的中成药广告，往往会大肆宣扬"中药无毒副作用"。我们不清楚这种未经国家正式审批的药物的成分，其中可能含有有毒成分，如果患者自行购买并长期服用，所造成的危险是不言而喻的。

22. 治疗强直性脊柱炎的中药有免疫调节的作用吗?

患者咨询

感谢医生的解答,在使用西药的时候,医生告诉我这是为了调节免疫功能。请问治疗强直性脊柱炎的中药有免疫调节的作用吗?

医生回复: 强直性脊柱炎为自身免疫性疾病,西药控制病情主要是利用其免疫抑制的原理。部分中药也有类似的作用。研究发现,部分祛风除湿类中药,如雷公藤、昆明山海棠、青风藤,一些滋阴凉血类中药,如生地黄、玄参、白芍,以及某些清热解毒类中药,如黄芩、黄连、石膏等,都有一定的免疫抑制作用。近年来的一些研究还证实,某些活血化瘀类中药,如丹参等,也具有免疫抑制作用。中药多为天然药物,药性比较温和,不良反应相对较少。实际上,中药复方治疗强直性脊柱炎等自身免疫性疾病,主要在于其免疫调节作用,使机体已经紊乱的免疫功能恢复正常。此外,研究还发现,一些具有滋阴补阳、补益气血、滋补肝肾、益气健脾作用的中药名方,如六味地黄丸、四君子汤、金匮肾气丸、生脉散等,均可逆转环磷酰胺引起的骨髓及胸腺细胞增殖抑制,减轻免疫抑制剂的不良反应。

应当强调的是,中药的应用必须建立在辨证论治理论的基础之上,中药免疫调节的应用也是如此。只有把辨病与辨证紧密结合起来,才能取得理想的治疗效果。

23. 针灸能治疗强直性脊柱炎吗?

患者咨询

　　经过服药，我的强直性脊柱炎已经基本得到控制了，但是腰部始终隐隐地有点不舒服。除了口服药物以外，我能否采用针灸治疗？请问针灸能治疗强直性脊柱炎吗？

　　医生回复：针灸作为中医最早的治疗方法，已经有两千多年的历史。在长期的医疗实践中，历代医家对各种疾病都总结出了多种有效的取穴和针刺的方法。

　　普通针刺疗法治疗强直性脊柱炎，主要采用辨证循经取穴和局部取穴相结合的方法。主穴多选肝俞、肾俞、大杼、阳陵泉、三阴交等，再根据疼痛的部位局部取穴。针灸治疗的方法包括针刺法、电针法、缪刺法、刺络放血法及小针刀疗法等。

　　在进行针灸治疗时，医生应当根据患者当时身体和疾病的状况，选用相应的治疗方法。如果患者关节局部红肿热痛明显，可采用刺络放血法，即在穴位局部经常规消毒后点刺出血，并反复挤压出血液，再用干净棉球擦去，该疗法能够迅速缓解疼痛。如果肢体麻木，活动不利，或肢体痿软，肌肉萎缩，则宜采用电针法疏通经络，刺激气血运行，同时配合推拿、按摩等方法，可以起到更好的治疗效果。但强直性脊柱炎病程较长，所以必须长期坚持治疗，才能取得好的疗效。

研究显示，小针刀疗法对强直性脊柱炎也有一定的疗效。小针刀是由金属材料做成的在形状上似针又似刀的一种针灸用具，是在古代九针中的锋针的基础上，结合现代医学的外科手术刀而形成的，是针灸与软组织松解术有机结合的产物。小针刀疗法是一种介于手术方法和非手术方法之间的闭合性松解术，是在切开性手术方法的基础上结合针刺方法形成的。小针刀疗法的操作特点是在治疗部位刺入，深入病变处进行轻松地切割、剥离等刺激，以达到止痛祛病的目的。其适应证主要是强直性脊柱炎晚期有明显的软组织粘连及关节挛缩者。

除毫针针刺外，还有梅花针、耳针、埋针、穴位埋线及灸法等疗法，现代还出现了水针疗法，是选用药物注入有关穴位，以治疗疾病的一种方法，也就是我们所说的穴位注射。这种方法不仅可以对穴位产生一定的刺激作用，还可以利用注射的药物增强治疗效果。

24. 针灸治疗强直性脊柱炎有哪些优势及注意事项？

患者咨询

　　我一直想去尝试针灸，但是又有点害怕扎针。请问针灸治疗强直性脊柱炎有哪些优势及注意事项？

医生回复：针灸疗法作为一代代传承下来的独具中华文化特色的传统疗法，是多数患者愿意选择接受的一种治病、保健的手段，其具有疗效独特、经济简便、适用范围广的特点，相对安全，无毒副作用，优于其他的药物治疗。

针灸疗法虽然相对安全，但是患者也有一些注意事项需要遵守。一定要选择正规可靠的医疗机构进行针灸，防止操作不规范、消毒不到位等情况发生。不应该在过度饥饿、过度饱胀、过度劳累及醉酒的情况下进行针灸。在针灸时应当放松，避免过度紧张而导致晕针之类的意外情况发生。如果针灸时出现精神疲倦、头晕目眩、心慌气短、面色苍白、出冷汗等情况，应当及时告知医生进行相关处理。在刺破皮肤的瞬间会产生疼痛感，但刺入后即可消失，随后局部会有酸、麻、胀、痛等不适，甚至可能有蚂蚁爬行、触电的感觉，一般来说，这些都属于正常的针刺反应，中医称之为"得气"，是穴位受到毫针刺激而产生反应的表现。如果毫针刺入皮肤后仍然感到疼痛，可能是针尖碰到了血管，可以及时告知医生。出针后，针孔可能会出血甚至有小血包，这是难免的，按压止血就可以，一般不用特殊处理。针灸治疗后注意保暖，避免剧烈运动，注意清淡饮食，普通针刺后两小时就可以淋浴，避免泡澡。如果局部有伤口，建议二十四小时内不要洗澡，以免细菌进入伤口引发感染。

对于可以接受针刺的强直性脊柱炎患者，如果有屈伸关节受限，医生需要注意关节有没有融合在一起，如果在关节发生改变的情况下进行针灸，可能会刺到骨面而引起疼痛。具体情况需要由医生进行评估。

25. 强直性脊柱炎有哪些中医外治法?

　　在强直性脊柱炎病情控制稳定以后,我便常常去针灸科进行相应的治疗,针灸应该算是中医外治法的一种。请问强直性脊柱炎有哪些中医外治法?

　　医生回复:强直性脊柱炎的治疗主要是以健康教育、物理治疗、药物治疗及手术治疗为主。部分患者长期口服药物,对肝功能、肾功能、消化系统都造成了一定的损伤,于是希望找到一种相对便捷、安全、有效的方法。说到中医外治法,很多人都会想到针灸,之前我们已经介绍过,不再赘述。现在来介绍一下强直性脊柱炎的其他中医外治法。

　　(1)中药外用法:即将药物制成散、膏、液等剂型,以熏、蒸等手段外用,通过局部吸收使药气直达患处,从而达到缓解局部疼痛、消除炎症等目的,同时又避免了药物口服产生的不良反应损伤肝肾或者消化系统。

　　中药外用法包括以下几种:①中药熏蒸疗法,通过发汗及药物熏蒸使药力和热力直达病所,迫邪外出,可以改善局部微循环,促进炎性渗出物的吸收,减少致痛物质释放,以起到散寒除湿、缓解疼痛的作用;②中药贴敷疗法,把药物研成细末,或将中药汤剂熬成膏,或将药末撒于膏药上,贴敷穴位、疼痛部位,通过刺激体表腧穴相应的皮部，经过经络的传导和调整，纠正脏腑阴阳的偏盛或偏衰；③中药离子导入，将药物和中频按摩融合在一起，扩张小动脉及毛细血管，改善局部微循环，从而抗炎、消肿、止痛，疏通经络；④灸法，运用局部温热条件，使药物成分更好地到达病灶，同时温热效应能够通筋活络，起到止痛等作用，又分为督灸、长蛇灸、隔物灸、雷火灸。

（2）拔罐法、刮痧法：中医认为，风寒湿侵袭局部，导致血脉凝滞，经络不通，筋脉失养，不通则痛。拔罐、刮痧等手段可以起到活血化瘀、祛风除湿的功效，从而缓解关节疼痛及僵硬的症状，其中，拔罐又分为走罐法、闪罐法等。

（3）其他：中医外治法还有中药热罨包外用、中药穴位注射、埋针、穴位埋线等，可以配合使用，有一定的辅助治疗作用。

中医外治法可以辅助加快缓解病情或者缓解局部症状，但是并不能控制疾病进展。一些患者在症状得到控制以后，误以为疾病已经好转，便不再继续口服药物治疗，结果病情反复发作，最终导致关节僵硬变形。强直性脊柱炎患者应当寻求专科医生确定治疗方案，并长期控制，不能随意减药停药，否则得不偿失！

26. 强直性脊柱炎有哪些常用的中药外用法？

患者咨询

我在中医院住院治疗的时候，曾看到护士给隔壁床的病友局部敷上了中药，然后贴了两个连接电极的棉片，听病友说感觉很舒服。请问强直性脊柱炎有哪些常用的中药外用法？

医生回复：这位患者使用的方法属于中药外用法之一，是中药离子导入。中药贴敷疗法是常用的中药外用法之一，是一种无创无痛穴位疗法。一般选用补肝肾、强筋骨、活血化瘀的药物进行治疗。患者反馈良好，治疗后感觉很舒服，相比于口服药物，不良反应更小。现介绍如下两种中药贴敷疗法，请在医生指导下使用。

（1）敷脐疗法：乌桂散（制川乌、制草乌、桂枝、山茱萸、干姜、丁香、藿香、白芷、细辛、麝香），上药研末用醋拌湿，敷于脐部，根据情况两至三天更换一次。祛风寒，通络止痛，适用于背部僵硬、疼痛剧烈、活动困难的强直性脊柱炎患者。

（2）药袋热敷：山柰、羌活、独活、川芎、白芷、徐长卿、青木香、苏木、桂枝、当归、制乳香、制没药、细辛各等份，冰片少许。上药共研细末，与淘洗干净的细砂两份一起拌匀，在锅内炒热或加热，装入布袋内，放在患处，留置 0.5 ～ 1 小时，每日一次，十天为一个疗程。温经散寒，祛瘀止痛，适用于强直性脊柱炎肾虚督寒证患者。

27. 中医外治法在强直性脊柱炎的治疗中有什么意义?

患者咨询

听了您的解释，我理解了。除了中药外用外，现在还有推拿、按摩、针灸等疗法，不知道是否都适合我们使用。请问中医外治法在强直性脊柱炎的治疗中有什么意义?

医生回复： 中医发展了几千年，除了中药之外，还有不少传统、有效的治疗手段，都可用于强直性脊柱炎的治疗。

针灸包括针刺法、灸法和其他针法。"针"是指针刺，是一种利用各种针具刺激穴位来治疗疾病的方法。"灸"是指艾灸，是一种用艾绒在穴位上燃烧或熏慰来治疗疾病的方法。针灸具有疏通经络、调和阴阳、扶正祛邪的作用。

现在很多医院还会开展中药贴敷治疗，使用散剂、硬膏、软膏、浸膏等剂型，以及水调、醋调、酒调、油调、蜜调等多种调和方法，把不同作用的药物调和，再进行贴敷。中药贴敷的方法很多，有痛点敷药、循经贴敷、穴位外敷等。中药贴敷通过皮肤渗透经脉，有局部刺激和调节经络的双重作用，可行气血、调阴阳、濡筋骨、利关节、温腠理。通过皮肤吸收的药物有效成分可促进局部血液、淋巴液的循环及组织代谢，并通过神经体液调节，促进淤血、炎症的吸收，起到缓解疼痛、消肿散瘀的作用。

除此之外，在中药贴敷的同时，还可以结合推拿、按摩的手法促进疗效。推拿、按摩治疗强直性脊柱炎主要是通过揉、搓、点、按等手法作用于腰背部，松解和舒缓脊柱周围软组织及肌肉，从而调节脊柱周围的僵化及退行性改变，缓解急慢性损伤。从中医角度来讲，推拿、按摩的手法作用于腰背部可以疏通督脉及膀胱经的郁结之气，使得阳气通达，温煦全身，延缓病情进展。

还有大家熟悉的拔罐疗法，是一种以杯罐为工具，借热力排去其中的空气，产生负压，使其吸着于皮肤，造成瘀血现象的疗法。古代医家在治疗疮疡脓肿时，用这种方法来吸血排脓，后来又扩大应用于风湿性疾病等内科疾病。

除了以上所说的疗法，各家医院还会根据自己的特点进行各种特色疗法，如牵引疗法、水疗法、热敷疗法、蜡疗法、沙疗法、电疗法、光疗法等。患者可以根据自己不同的情况来选择。当然，同时使用多种疗法，效果可能会更加明显。

28. 强直性脊柱炎患者能使用药浴吗？

患者咨询

听完医生的介绍，我不禁感叹中医的治疗方法尤其丰富。但是这些方法都需要去医院或者专门的科室进行，我们在家的时候是否可以采用相应的方法来进行治疗和预防呢？一些养生馆还开展中药药浴治疗。请问强直性脊柱炎患者能使用药浴吗？

医生回复：一般来说是可以的，但是患者首先需要理解药浴有什么作用。药浴是将熬煮的中药药液混入温水中或者将中药磨成细粉泡入温水中进行泡浴，结合了水浴疗法与药物疗法二者的优势。药浴液中的药物离子通过皮肤和黏膜的吸收、扩散、辐射等途径进入体内，直接作用于脊柱病变部位，避免了常规服药引起的胃肠道反应及肝脏解毒效应，从而发挥直接的药物治疗效果。同时，药浴液的温热效应能够提高组织的温度，舒张毛细血管，改善循环，使血液流动加速，并且降低末梢神经兴奋性，松弛肌肉，达到缓解疼痛的效果，还可使药物更好地被皮肤吸收，调节局部免疫状态，抑制和减少生物活性物质的释放。在药浴过程中，由于毛细血管扩张，药物吸收效果更佳，有效成分被快速吸收，从而达到治疗强直性脊柱炎的目的。常用的药浴药物包括续断、骨碎补、桂枝、独活、羌活、威灵仙、地龙、薏苡仁、牛膝、木瓜、伸筋草等。

从中医的角度来说，药浴可以祛风散寒，除湿祛邪，增强正气，从而驱邪外出。在药浴时，搭配适合患者个人证型及体质的中药，可以起到事半功倍的作用。

29. 强直性脊柱炎可以选择的膏药种类有哪些？

患者咨询

我是一名强直性脊柱炎患者，在中医院住院期间，经过治疗，症状已经基本好转，现在准备出院了。我看到其他风湿免疫性疾病患者会在局部贴膏药治疗。请问强直性脊柱炎可以选择的膏药种类有哪些？

医生回复： 风湿免疫性疾病患者往往可以通过局部使用外贴膏药来达到缓解局部炎症、消肿止痛的目的，强直性脊柱炎患者也可根据自己的病情和症状选择合适的膏药。

通常来说，可供强直性脊柱炎患者选用的膏药分为两大类。第一类是以西药成分为主的膏药，如氟比洛芬凝胶贴膏、洛索洛芬钠凝胶贴膏等，其成分以非甾体抗炎药为主，主要作用是抗炎镇痛，作用于局部，通过皮肤吸收来治疗肌肉和关节间产生的无菌性炎症，以达到解除炎症、缓解疼痛的目的。第二类是以合成中草药成分为主的膏药，如麝香海风追风膏、复方南星止痛膏、罗浮山风湿膏药、活血止痛膏、通络骨质宁膏等，各种膏药的功效不尽相同，如通络骨质宁膏中含有生草乌、半夏、生天南星等药物，主要功效是祛风除湿，活血化瘀。

但是，一般来说，外用膏药并不能控制病情的进展，只能起到局部缓解的作用，患者不应该仅依靠外贴膏药来治疗疾病，而是应当经医生评估后采用中西医结合的方式使用药物治疗，控制疾病进展。

第六篇

饮食调护

1. 强直性脊柱炎患者的饮食调整应注意什么?

患者咨询

　　我是一名强直性脊柱炎患者,来自广东。老一辈常道,"药膳同功",这样既可以保健,又可以防治疾病,因此,在广东地区,含有中药的菜谱数不胜数。现代人讲究科学饮食,请问强直性脊柱炎患者的饮食调整应注意什么呢?

　　医生回复:科学饮食有助于风湿病病情的缓解是肯定的。"药食同源""药膳同功"理念早在我国古代就已出现,利用食性平和、容易获得等优点,以食物代替药物,《黄帝内经》中明确记载,"药以祛之,食以随之",在用药祛病的同时,通过食物补养。此外,现代医学研究表明,肠道菌群失调与强直性脊柱炎的发病密切相关,接近50%的强直性脊柱炎患者伴有肠道黏膜炎症,所以患者应当注重科学饮食。我们建议饮食调整应注意以下几个方面。

　　(1)辨证饮食:要想利用食物产生食疗效果,则应当采取中医治疗的辨证理念,即辨证饮食。总的来说,辨证饮食应遵循如下原则:因人因病,辨证施食;因时因地,灵活选食;审证求因,协调配食。食物有寒、热、温、凉的不同性质,寒凉性质的食物具有清热的作用,适用于热性体质、热性疾病及中医所说的热证;而温热性质的食物则具有温中散寒的作用,适用于寒性疾病、寒性体质及中医所说的寒证。属于寒证的强直性脊柱炎患者，宜食用羊肉、鹿肉、生姜等温热性质的食物，并可在烹调时加用胡椒、花椒、大茴香、肉桂、干姜等温热之品，而忌食生冷寒凉食物，如西瓜、梨、苦瓜、冰激凌等。尤其在冬季，更应以温热食物为主。反之，属于热证或湿热证者，则宜食用冬瓜、苦瓜、新鲜鲫鱼、新鲜豆腐、白萝卜等具有清热作用的食物，还可配用薏苡仁、土茯苓等清利之品，忌食辣椒、姜、蒜等辛辣食物。尤其在长夏暑湿当令之时，更应忌食辛辣刺激之品。另外，有些食物还有特色功效，患者可根据病情变化，适当调整食疗方案。若患者肢体困重或游走痛，遇风寒加重，宜用葱、姜等辛温之品以发散风寒；若患者病程较长，出现腰背僵直、畸形者，可用蛇类、虫类等活血通络、祛风止痛的食品泡酒或炒菜。

（2）结构合理：即在全面膳食的基础上注意各类食物所占的比例。首先，饮食的搭配原则应是荤素搭配，强调均衡。注意主食搭配蔬菜、肉、蛋、豆制品等，避免偏食、挑食等不良饮食习惯。另外，现代饮食学提到的地中海饮食即抗炎饮食，是一种非常好的膳食模式，是居住在地中海地区（希腊、西班牙、法国和意大利南部等地中海沿岸各国和地区）的居民所特有的饮食风格。强直性脊柱炎是一种慢性炎症性疾病，抗炎饮食是关节炎最为重要的辅助治疗手段，已在类风湿关节炎、骨关节炎和儿童特发性关节炎的治疗中取得一定疗效。患者如果想通过饮食疗法改善症状，减少药量，可以尝试地中海饮食。它的饮食结构主要是大量的蔬菜、水果、海鲜、五谷杂粮、坚果和橄榄油，以及少量的牛肉、乳制品和酒类。

（3）顾护脾胃，营养均衡：强直性脊柱炎患者常年服用药物，脾胃功能多受到不同程度的损伤，因而饮食应清淡易消化，并且富含蛋白质、维生素等人体必需的营养物质。有文献报道，肠道菌群中的克雷伯菌可能是强直性脊柱炎的诱发因素。肠道中的菌群主要依赖淀粉的摄入而得以生存，减少淀粉的摄入可以减少肠道菌群的数量，达到调节肠道菌群的目的。因此，我们推荐患者采用低淀粉饮食法，也就是减少面包、土豆、蛋糕等面食的摄入。另外有研究证明，骨密度的降低与疾病活动度和炎症指标密切相关，钙、维生素D、维生素A的缺乏可损害骨骼，所以，患者在平时饮食中要重视补充钙、维生素D和维生素A（多存在于鱼肝油、动物内脏和绿色蔬菜中）。

（4）烹饪适当：凡食疗品，一般不采取炸、烤、煎、爆等烹调方法，以免破坏有效成分，或使其性质发生改变而失去作用，应该采取蒸、炖、煮、煲汤等方法。风湿性疾病的药膳多以汤为主，炖煮可以使药物、食物的有效成分溶于汤中，发挥其应有的功效，同时保持食物的原本属性不变，并且清淡、容易消化，适合强直性脊柱炎患者食用。

2. 强直性脊柱炎患者在饮食结构方面应注意哪些问题？

患者咨询

我平时很喜欢吃油炸食品和烧烤，同时喝点啤酒，但今年被诊断为强直性脊柱炎，医生建议我要少喝酒，少吃烧烤、油炸食品，否则可能引起强直性脊柱炎的发作。请问强直性脊柱炎患者在饮食结构方面应注意哪些问题？

医生回复：暴饮暴食、饮食不洁、营养不均都有可能引起强直性脊柱炎的发作。专家认为，患者在饮食结构上应注意以下两方面的问题。

（1）饮食宜节（洁）：国外一些学者的研究证实，某些风湿性疾病的发作与食物过敏之间存在一定的相关性。在一些患者中，关节疼痛和肿胀可以通过避免某些食物而得到缓解，而重新食用特定食物后，症状又可能复发。关于患者不能耐受这些食物的原因有多种解释，可能与过敏反应、肠道通透性增加和肠道菌群失调等有关。强直性脊柱炎的发病与肠道感染有一定的关联。肠道菌群失去平衡，可能使肠黏膜的通透性增高，使细菌抗原极易进入机体。有些有害微生物的繁殖可能有赖于某些食物，摄入这种食物可能促使该类微生物大量繁殖而产生毒素。这些毒素与细菌抗原进入体内，有可能增强某些不良免疫反应，进而加重强直性脊柱炎病情。因此，暴饮暴食、进食不洁食物都有可能促使强直性脊柱炎的发病或加重病情。患病期间，饮食应该以清淡为主，避免进食辛辣、刺激、油腻或者难消化的食物。

②营养宜衡：强直性脊柱炎是一种慢性疾病，长期的疾病消耗和药物不良反应，对患者身体伤害较大。因此，必须注重合理的饮食结构，增强体质，才有利于疾病的康复。《黄帝内经》曰："毒

药攻邪，五谷为养，五果为助，五畜为益，五菜为充，气味合而服之，以补精益气。"说明患病后除了要服药，还必须有谷、果、肉、菜等来补充营养。对强直性脊柱炎患者而言，我们推荐以大量的蔬菜、水果、海鲜、五谷杂粮、坚果和橄榄油，以及少量的牛肉、乳制品和酒类为主的抗炎饮食。

总的来说，食物要新鲜，要荤素搭配，一般应以高蛋白、高维生素、易消化食物为宜，少食辛辣刺激性食物及生冷、油炸、油腻之物。

3. 哪些食物适合强直性脊柱炎患者食用？哪些该忌食？

患者咨询

我刚被诊断为强直性脊柱炎，正在服药治疗，疼痛带来的巨大痛苦严重影响我的日常生活。患病以前，我在饮食上无所顾忌，现在得病了，倒不知道该吃什么，生怕引发疼痛。请问哪些食物适合强直性脊柱炎患者食用？哪些该忌食？

医生回复：合理的忌口非常重要。有些患者吃了某些食物，病情会发展，甚至加重，便有很多食物不敢吃。长年累月，忌口过严，反而会影响营养的摄入，于病情亦不利。因此，合理的饮食宜忌对于预防强直性脊柱炎患者的疾病发作可起到很好的辅助效果。一般而言，强直性脊柱炎患者在饮食方面的宜忌同前所述，

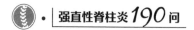

还要根据患者体质的不同和疾病性质的不同来决定食物的宜忌。

从体质来看，体质虚弱的强直性脊柱炎患者宜多吃一些有营养的食物，如牛肉、羊肉、鸡肉等，也可以用适量黄芪、熟地黄、当归、枸杞子等药物，与肉类等食物同煮。气滞血瘀者，宜适量增加具有活血化瘀功效的食物，如萝卜、山楂等，并忌肥腻食物。

从邪气性质来看，风邪偏盛者，宜适当多食葱、姜、大蒜等辛温发散食物；寒邪偏盛者宜适当多食胡椒、干姜等温热之品，而忌食生冷；湿邪偏盛者宜适当多食薏苡仁、白扁豆等具有淡渗利湿作用的食物；热邪偏盛者宜适当多食黄豆芽、绿豆芽、丝瓜、冬瓜等清淡食物，而不宜食羊肉等热性食物及辛辣刺激性食物。

另外，强直性脊柱炎患者可适当多食用黄豆、黑豆等豆类食物，这类食品含有丰富的植物蛋白和微量元素，具有帮助修复病损的作用。还有一些食物可以改善强直性脊柱炎患者的饮食习惯，有助于活动期疼痛的缓解，如生菜、白菜、银耳、海带、黑木耳、番茄、胡萝卜、芹菜、罗汉果、香蕉、无花果、草莓、油菜、甘蓝等。

4. 哪些食物能缓解强直性脊柱炎的症状？

患者咨询

我从去年年底开始出现持续性的下腰部僵硬、疼痛，今年年初被诊断为强直性脊柱炎。我吃了很久的药，最近感觉胃口都差了。听说中医有"药食同源"之说，我想通过饮食调理。请问哪些食物能缓解强直性脊柱炎的症状？

医生回复：下列食物有利于缓解病情，不妨参考试试。

（1）青梅、乌梅：青梅有生津止渴、涩肠止痢的作用，对强直性脊柱炎患者有益处，凡风湿骨痛、腰痛、关节痛者，均可用青梅酒擦患处，可以止痛。乌梅味酸、甘，甘可敛阴，酸又入肝，肝得滋养，适量食用对关节、筋骨的疼痛和拘挛有缓解作用。

（2）苦瓜、苦菜、马齿苋、薏苡仁、丝瓜等：具有清热解毒、利湿的功效，适量食用可以缓解局部发热、肿痛等症状。

（3）葡萄、桃子、苹果、柚子等：可以满足人体对维生素、微量元素和纤维素的需求，同时具有改善新陈代谢的作用，适量食用有助于缓解关节局部的红、肿、热、痛症状。

（4）香菇、黑木耳等：具有提高人体免疫力的作用，适量食用可以帮助缓解局部的红、肿、热、痛等症状。

（5）蜂胶、蜂王浆：能够帮助调节人体免疫功能，适量食用可以改善关节症状。

（6）栗子：具有补肾、强筋健骨的作用。将捣烂的栗子敷在患处可治疗筋骨肿痛，将新鲜栗叶捣烂外敷，也能减轻关节、肌肉、皮肤的炎症。

（7）各种蛇类：具有祛风通络、活血止痛的作用，有助于缓解局部的痉挛疼痛及关节屈伸不利。可以适量煲汤或泡酒。

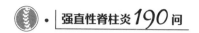

5. 哪些食物会加重强直性脊柱炎的症状?

患者咨询

　　我是一名强直性脊柱炎患者,昨天夜间因疼痛发作得很严重,一夜没能入睡。昨天同学聚会时只吃了些海鲜、肥肉、酸菜鱼,都没敢喝酒,没想到还是发作了。请问哪些食物会加重强直性脊柱炎的症状呢?

　　医生回复:现在越来越多的报告显示,改变饮食结构可改善关节炎的症状甚至影响疾病的进程,但各种研究结果缺乏一致性,因此,为关节炎防治制订特定食谱缺乏可靠的证据。除了低嘌呤饮食可预防或减少痛风关节炎的发作、锌离子的缺乏可加重类风湿关节炎的发作已达成共识外,还没有确切的证据说明何种饮食可以诱发关节炎。然而,鼓励患者改变饮食结构在提高患者的健康水平方面是有效的。强直性脊柱炎是一种慢性疾病,有必要进行营养支持治疗。但下列食物对强直性脊柱炎患者是不利的,应少吃或尽量不吃。

　　(1)高脂肪类食物:脂肪在体内氧化的过程中能产生酮体,而过多的酮体,对关节有较强的刺激作用,所以患者不宜多吃高脂肪类食物,如肥肉等,炒菜、煲汤宜放植物油或少油。

　　(2)海鲜:患者不宜多吃海鲜,因为海鲜的嘌呤含量较高,强直性脊柱炎患者无法完全分解嘌呤。另外,海鲜中含有大量矿物质，虽然矿物质对人体有益处，但海鲜中大量的矿物质进入强直性脊柱炎患者的体内后，患者并不能完全吸收代谢。

（3）过酸、过咸、高糖食物：过量摄入花生、白酒、白糖、鸡、鸭、鱼、肉、蛋等酸性食物，可影响体内正常的酸碱度，会使体内酸碱度暂时偏离，增加乳酸的分泌，且消耗体内一定量的钙、镁等离子，从而加重症状。同样，若吃过咸的食物，如咸菜、咸鸭蛋、咸鱼等，会使体内的钠离子增多，也会加重患者的症状。相关观察性研究证实，高糖食物会刺激肠黏膜，引起腹胀、腹泻等症状，还会加重肠道负担，影响营养物质的吸收和利用，可能会加重关节炎患者的病情。

（4）酒和咖啡、茶等饮料：可加速关节炎的恶化。

6. 强直性脊柱炎患者的食疗方法有哪些？

> **患者咨询**
>
> 　　我儿子今年被确诊为强直性脊柱炎。听医生说，科学食疗有助于缓解病情，于是我开始关注食疗方面的知识。通过多次实践，我发现食疗简单易行，现在儿子每次发作的疼痛程度也比以前轻了。请问强直性脊柱炎患者的食疗方法有哪些？

医生回复：对于强直性脊柱炎患者，食疗主要有补肾壮督、通经活络、促进关节康复、补充营养、增强体质及促进机体整体功能恢复的作用。其取材简单，操作性强，无不良反应，可长期进行，在多数患病家庭大受欢迎。由于强直性脊柱炎病程长，恢复缓慢，一般而言，患者在40岁以前都需要长期服药治疗。配合食疗，不仅能增强药物疗效，而且可弥补药物治疗的不足和减少药物的不良反应，对该病的治疗与康复有着不可替代的作用。现在所说的食疗主要有两种方法，一为"补充治疗"，二为"取消治疗"。所谓补充治疗，即补充对强直性脊柱炎患者有益的食物，如黄豆、黑豆、栗子、核桃等。所谓取消治疗，是指去掉饮食中强直性脊柱炎患者不能耐受的食物，如肥肉、巧克力等。

食物与中药一样，有四气五味之分，不管是采取补充治疗还是取消治疗，都要先了解患者的体质，了解食物的食性，才能够知道怎么选择适合的食物，取消不适合的食物。食物依其食性有温补、平补、清补三大类。在强直性脊柱炎患者中，属脾肾阳虚、气血两亏的多，属肝肾阴虚内热的少。对于脾肾阳虚、气血两亏的患者，食物应以温补、平补为主；对于部分肝肾阴虚内热的患者，食物应以清补、平补为主。

（1）常用的温补食物：鸡肉、羊肉、狗肉、核桃仁、桂圆肉、荔枝干、红枣、黑枣、橘子、栗子、桃子、石榴、红糖、蜂蜜、黄鳝、鲢鱼、榨菜、辣椒、大蒜、花椒、羊脊骨、狗脊骨及猪脊骨等。

以上食物是普通人或患者维持健康和生命所必需的，只要没有过敏，有些食物可每天食用，有些可断续交替食用。

（2）常用的平补食物：大米、小米、高粱、大麦、小麦、红薯、山药、芋头、土豆、毛豆、蚕豆、黄瓜、青菜、白菜、卷心菜、胡萝卜、猪肉、猪腰、鸽子、兔肉、赤小豆、扁豆、青豆、菜豆、豇豆、白砂糖、苹果、橄榄、白果、鲜葡萄、莲子、花生、芝麻、葵花子、南瓜子、南瓜、丝瓜、鸡蛋、鹌鹑、青鱼、鳗鱼、鲈鱼、鲳鱼、鱿鱼、泥鳅、菜籽油、豆油及酱油等。

（3）常用的清补食物：甲鱼、乌龟、墨鱼、鸭、海蜇、蛤肉、蟹、甘蔗、生梨、生藕、百合、银耳、西瓜、冬瓜、香瓜、绿豆、薏苡仁、茄子、西红柿、萝卜、乌梅、青梅、黄花菜、马兰头、枸杞芽、香椿、黑木耳、茶叶及茭白等。

温补食物能量较高，有的食物的糖、蛋白质或胆固醇含量高，有的食物能引起兴奋，或加速血液循环，加速新陈代谢，从而产生热的感觉，为冬天御寒所必需。低蛋白血症并有水肿的患者必须补充高蛋白，鸡、牛奶、鱼类、海参、虾等是可以吃的，橘子、核桃、枣等果品也是可以吃的，或者与清补食品混合交替进食。调味品多属温热性食物。蛇肉品种较多，性温、性凉、性平的均有，不能一概而论。清补的食物，久食可清火，内热之体相宜，有些还能软化大便。但对蛤、蟹、海蜇等海鲜过敏者，则不能食用海鲜。莴笋能引起视物模糊，有眼睛损害者不宜食用。

7. 哪些药膳适合强直性脊柱炎患者?

患者咨询

除了上面说到的食疗方法、食物的性质及功能，我从其他途径了解到，中医讲究辨证论治，在食物、药物的配伍和剂量方面也有讲究。请问哪些药膳适合强直性脊柱炎患者？

医生回复：中药药膳作为食疗的一个重要组成部分，可变"良药苦口"为"良药可口"，深受广大风湿病患者的喜爱。但在食疗过程中，我们应结合病情辨证施治。前期我们一般根据不同病因采用祛风、散寒、除湿、清热诸法，后期久病多瘀多虚，肝肾不足，又当补肝肾，益气血，攻补兼施。选择适合自己口味的食物，并根据舌苔变化调整食物，可以更好地发挥食疗的效果。适宜的食补有利于强直性脊柱炎的康复。

下面根据中医证型介绍几个适合强直性脊柱炎患者的药膳方，可供患者参考。

（1）风湿痹阻型

强直性脊柱炎药膳方 1——木瓜茯苓汤

组成：木瓜 25g，茯苓 25g。

用法：木瓜洗净切成小块，茯苓洗净切成小片，同置锅中，加清水 250mL，大火煮开三分钟，小火煮二十分钟，滤渣取汁，分次饮用。

功效：清利湿热，通络止痛。

主治：强直性脊柱炎属风湿型，四肢酸胀、疼痛者。

（2）寒湿痹阻型

①强直性脊柱炎药膳方 2——韭菜籽桃仁汤

组成：韭菜籽 20g，桃仁 20g。

用法：韭菜籽、桃仁分别洗净，同置锅中，加清水 200mL，大火煮开三分钟，小火煮三十分钟，分次饮用。

功效：壮阳暖肾，活血化瘀。

主治：强直性脊柱炎属风寒型者。

②强直性脊柱炎药膳方 3——羊肉烧胡萝卜

组成：羊肉 500g，胡萝卜 250g，生姜三片，黄酒两匙，桂皮一块，植物油少许，味精、盐、酱油适量。

用法：将胡萝卜和羊肉洗净切片备用，羊肉同生姜共入热油锅翻炒五分钟，加入黄酒、酱油、盐和少量冷水，焖烧十五分钟，盛入砂锅内，再加桂皮和冷水三大碗，大火烧开后改用小火慢炖两小时，至肉酥烂离火。

功效：暖胃补虚，祛风除寒。

主治：症见四肢关节漫肿冷痛、屈伸困难，畏凉喜暖，口淡，纳差，大便稀溏，小便清长，舌暗，苔白腻或水滑，脉沉细者。

（3）湿热痹阻型

强直性脊柱炎药膳方 4——木瓜薏苡仁粥

组成：木瓜 10g，生薏苡仁 30g，白糖一匙。

用法：木瓜、生薏苡仁洗净后置小锅内，加冷水一大碗，小火慢炖至薏苡仁酥烂，加白糖一匙，再烘烤片刻离火。作为点心食用。

功效：利湿通络。

主治：强直性脊柱炎属湿热型，四肢关节红肿热痛，头重体痛，低热缠绵，咽干口苦，大便不畅，小便短赤，舌红苔黄腻，脉弦涩者。

（4）痰瘀痹阻型

强直性脊柱炎药膳方 5——灵仙蜇皮汤

组成：威灵仙 15g，鸡血藤 30g，白芥子 12g，茯苓 25g，海蜇皮（鲜）60g，胡椒 6g。

用法：用石灰、明矾浸渍海蜇皮两小时，再用清水漂洗干净；白芥子、胡椒另用纱布包好；威灵仙、茯苓洗净。把全部用料一起放入瓦锅内，加清水适量，小火煮两至三小时，调味即可。

功效：祛风胜湿，消积化痰。

主治：症见四肢关节肿胀着痛，身体困重，缠绵不已，口淡或甜，大便稀溏，舌暗红或紫黯，苔白腻或水滑，脉细涩者。

（5）肾虚督寒型

①强直性脊柱炎药膳方 6——羊肉干姜汤

组成：羊肉 500g，干姜 30g，葱、黄酒、盐等适量。

用法：羊肉洗净切成小块，开水浸泡两小时，去浮沫，置锅中，加清水 1000mL，并加干姜、葱、黄酒、盐等，大火煮开五分钟，小火煮三十分钟，分次食用。

功效：温阳补肾，祛寒通络。

主治：强直性脊柱炎属虚寒型，腰部僵直，遇冷或冬天复发者。

②强直性脊柱炎药膳方 7——鲜虾炖黄酒

组成：鲜河虾 500g，黄酒 500g。

用法：河虾洗净后浸于黄酒中十五分钟，捞起，隔水蒸，分次食用，黄酒与河虾可同食。

功效：温肾壮阳，舒筋止痛。

主治：强直性脊柱炎属虚寒型者。

（6）肝肾不足型

①强直性脊柱炎药膳方8——杜仲爆羊腰

组成：杜仲20g，羊腰两个，生姜10g，葱10g，料酒15g，花生油30g，生抽15g，胡椒粉、水淀粉、盐、味精适量。

用法：将杜仲洗净切丝，用盐水炒焦后，水煎取汁，冷却后加入水淀粉、生抽、味精、胡椒粉、盐，兑成调味芡水。羊腰洗净，切开后去除腺体，切成长花刀段，用水淀粉、生抽、料酒腌制；生姜洗净，切片，葱洗净，切段。锅内加入花生油，置大火上烧热，先放入姜、葱爆香，再放入羊腰，迅速翻炒至断生后，倒入调味芡水，炒匀后即可食用。

功效：补养肝肾，强筋健骨。

主治：症见腰膝酸痛，倦怠乏力，舌淡红，苔薄白，脉细者。

②强直性脊柱炎药膳方9——桑枝板栗煲鸡

组成：老桑枝60g，板栗300g，雌鸡一只约500g，盐适量。

用法：将鸡去毛及内脏，与老桑枝、板栗同放入瓦锅，加水适量煲汤，用盐少许调味即可。

功效：益精髓，祛风湿，利关节，止酸痛。

主治：症见腰膝、四肢关节酸痛乏力，舌淡红，苔薄白，脉细者。

8. 强直性脊柱炎活动期患者适合吃什么？

患者咨询

　　我丈夫去年被确诊为强直性脊柱炎，经过规范用药，目前无关节痛。前天单位聚餐，为了下酒，他吃了很多的油炸花生米，昨天晨起腰背痛得厉害，无法下床。请问强直性脊柱炎活动期患者适合吃什么？

　　医生回复：强直性脊柱炎发作时，以局部与全身关节炎症病变为主要机制，因此，抗炎治疗至关重要。除了药物治疗，前面提到的抗炎饮食（又被称为地中海饮食）也成为近年来强直性脊柱炎患者健康饮食的重要部分。抗炎饮食的要点如下。

　　（1）素食为主，如水果、蔬菜、全谷类、豆类、坚果类；限制红肉（如猪肉、牛肉等）摄入，每个月不超过三次；适量饮用红酒，多锻炼身体。

　　（2）用橄榄油、芥花籽油等健康脂肪取代黄油，可使用药草和香料烹饪，减少食盐摄入。每周至少摄入两次鱼或家禽，多与家人和朋友共进美食。

9. 强直性脊柱炎缓解期患者适合吃什么?

患者咨询

　　我丈夫经过规范治疗,配合适当饮食,现在关节已经不痛了,到医院复查,医生说他的炎症指标基本恢复正常了。请问强直性脊柱炎缓解期患者适合吃什么?

　　医生回复: 关于强直性脊柱炎缓解期患者的饮食,我们有以下几种建议。

　　(1)适当食用辛温食品:如辣椒、葱、茴香、大蒜等食物,这些食物具有杀菌、抗病毒等功效,可以适当吃一些,用于防止肠道感染和病毒感染。体内寒气比较重的患者可以适当喝点姜汤,以起到温胃散寒的作用。

　　(2)适当食用豆类食品:豆类中含有丰富的植物蛋白和微量元素,如大豆、黑豆、黄豆等,能促进肌肉、骨骼、关节、肌腱的新陈代谢,有助于病情恢复;还能缓解身体沉重、关节不适、筋脉痉挛或麻木等症状。

　　(3)多吃新鲜食物:如牛奶、水果、瘦肉、蔬菜等,多饮水以防便秘。若患者出现腰酸、夜尿多、睡眠不佳、乏力,可多食用益肝肾、强筋骨、补中益气、养血安神的食物,如葡萄、大枣、核桃仁、松子仁、栗子、山药、莲子等。

10. 强直性脊柱炎患者可以吃海鲜吗？

　　我是一名强直性脊柱炎患者，来自潮汕，家里每餐基本上都有海鲜。听人说痛风患者要少吃海鲜，想知道强直性脊柱炎患者是否也有类似的食忌。请问强直性脊柱炎患者可以吃海鲜吗？

　　医生回复：建议强直性脊柱炎患者谨慎食用海鲜类食物，尽量不吃。从中医与西医的角度分析，其原因如下。

　　（1）从中医的角度来说，海鲜属于寒性食物，强直性脊柱炎患者若为肾虚督寒证，更需要注意减少寒性食物的摄入。中医理论认为，海鲜食物寒性重，而强直性脊柱炎的发病也与患者身体阴阳失衡、体内寒湿较重有关。因此，食用海鲜可能会加重病情。

　　（2）从西医的角度来说，海鲜的嘌呤含量较高，强直性脊柱炎患者分解嘌呤的功能下降，且海鲜中大量的矿物质对于强直性脊柱炎患者的代谢来说是个负担。

　　（3）无菌性炎症是强直性脊柱炎发病的主要病理机制之一。海鲜性寒凉，若清理不干净，则可能引起肠道菌群失调。大量食用海鲜类食物可能导致出现胃肠炎症。而无菌性炎症的活跃程度与胃肠炎症有一定的关系。因此，大量食用海鲜可能导致患者体内的无菌性炎症活跃起来，进而侵蚀患处。

从以上几点来看，强直性脊柱炎患者需要尽量少食或不食用海鲜类食物。

11. 强直性脊柱炎患者能用药酒吗?

患者咨询

我是一名强直性脊柱炎患者，经常下腰背部僵硬、疼痛，腰部活动受限。好友送来一瓶药酒，说能祛风湿、通经络，治疗关节炎的效果很好。请问强直性脊柱炎患者能用药酒吗?

医生回复: 药酒是中医治疗许多疾病的传统方法之一，对许多疾病都显示出独特的疗效，特别是一些难治性疾病。对于一些以风寒为主的强直性脊柱炎，可以使用药酒，药酒能祛风散寒，起到一定的治疗作用，但是患者必须要了解药酒是由哪些药物配制而成的。因为中医讲究辨证论治，不同的证型所用的药物不同，不能千篇一律，一种药酒不能治疗所有的强直性脊柱炎。另外，还要注意有些患者是不能服用药酒的，如高血压、心脏疾病、严重溃疡病患者。药酒除了口服，还可以外用，也可以起到祛风除湿、通经活络、宣痹止痛的作用，但都要在专业中医师的指导下使用。此外，某些西药如甲氨蝶呤、来氟米特等具有一定的肝毒性，而酒能增加这些药物对肝脏的损害。因而在服用这些药物时，不能饮酒，也就不能饮用药酒。

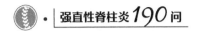

12. 强直性脊柱炎患者可以吸烟、饮酒吗?

患者咨询

　　我丈夫是一名强直性脊柱炎患者，被确诊以来，他的情绪一直比较低落，经常靠吸烟、饮酒来排解烦闷。请问强直性脊柱炎患者可以吸烟、饮酒吗?

　　医生回复: 强直性脊柱炎患者在就医时，医生常会建议患者戒烟、戒酒，然而，许多患者知其然不知其所以然。有以下几点原因可以帮助解答患者的疑惑。①饮酒伤肝。肝脏是人体重要的解毒器官。由于强直性脊柱炎患者需要长期用药，肝脏解毒的工作量大，因此，本病患者比普通人群更需要保持肝脏的健康。②饮酒影响治疗效果。患者须定时定量服用药物，但如果有饮酒习惯，药物的效果很可能无法完全发挥出来，也就相当于没有足量地给药，影响治疗。③饮酒影响骨骼健康。强直性脊柱炎患者由于长期受病情影响，身体中的钙质容易流失，较普通人更容易发生骨质疏松，而饮酒会加大骨质疏松的风险。但临床上还有调查发现，对部分缓解期患者而言，少量饮用药酒对其病情有帮助。

　　吸烟也是有害健康的。研究表明，CRP 等炎性指标升高与强直性脊柱炎患者嗜烟密切相关。在此我们告诫患者，务必要戒烟戒酒，不要再给正在努力与疾病作斗争的身体增加更大的负担了!

第七篇

预防措施

1. 为什么强直性脊柱炎容易反复发作?

患者咨询

我是一名刚被确诊为强直性脊柱炎的大学生，会定期复诊，但是腰痛仍然会反复发作，特别是在熬夜、天气变化之后。反复的疼痛导致我不敢参加很多大学活动，严重影响到我的学习和生活。请问为什么强直性脊柱炎容易反复发作?

医生回复：强直性脊柱炎容易复发，困扰了许多家庭，其原因大致可归纳为以下几点。

（1）疾病本身的原因，这也是最根本的原因。强直性脊柱炎是一种由多种原因引起的体内免疫反应异常的疾病，病理过程呈进行性发展。目前的治疗药物尚无法根除体内的异常免疫反应。所以，在疾病没有到达缓解期之前，这种异常免疫反应会持续存在。有效的药物治疗只是将这种异常的免疫反应控制在较低的水平，一旦有诱因或药物使用不规范，便会引起症状发作。即使异常免疫反应停止了，人体内部的整个免疫系统仍处于一个动态平衡的状态，对强直性脊柱炎患者来说，这种平衡极易被打破，所以疾病在缓解期也可以复发。

（2）没有进行规范化的治疗。强直性脊柱炎的症状复杂，病情发展多变，许多患者在治疗早期往往选择药物治疗。临床上，药物治疗该病是不可或缺的，尤其在活动期，为了暂时缓解疼

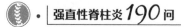

痛，医生会建议服用非甾体抗炎药和免疫抑制剂。当疾病得到控制以后，还要继续维持一段时间的治疗，然后逐渐减量，最后才可停药。如果在药物起效前停药过早，疾病就有可能复发。

（3）没有结合功能锻炼等辅助治疗方式。强直性脊柱炎目前暂无特效治疗方法，药物治疗只能缓解和控制病情。在进行药物治疗的同时，应当积极进行功能锻炼，适当锻炼不仅可以保持关节功能、韧带柔韧性和肌肉力量，还能增强体质，有助于防止疾病复发。

（4）不够注意日常预防。患者在做到积极配合治疗和坚持运动之后，还需要注意日常预防。因为强直性脊柱炎是一种极易受诱发因素影响的疾病，感染、天气变化、环境、饮食、精神等因素都可以引起疾病的复发。所以，要注意预防感染，包括各种细菌和病毒感染。合理的饮食和良好的心理状态都有助于防止疾病的复发。

2. 如何预防强直性脊柱炎的复发？

患者咨询

　　我是一名患病二十多年的"资深老强"，一直在坚持吃药治疗和功能锻炼。年轻的时候，由于工作的原因，经常会忙碌到深夜甚至第二天凌晨，腰痛就会加重。因为疼痛反复发作，所以我尽量不熬夜，但每年冬天仍会发作，这使我的生活一团糟，还拖累了我的家人。请问如何预防强直性脊柱炎的复发？

医生回复：强直性脊柱炎反反复复地发作是大多数患者的"心头之恨"。病情的每一次复发，不但给患者增加了新的痛苦，而且加重了关节的损害，不利于疾病的预后。其复发原因已在前文介绍，现重点谈谈如何预防复发。

（1）提高免疫、增强体质：强直性脊柱炎是一种长期疾病，久病容易使免疫力变差，从而容易受到天气、环境等外界因素的干扰而引起疾病发作。所以在疾病的缓解期，患者要长期坚持功能锻炼，量度适宜，增强体质，提高免疫力。

（2）注意细节，预防感染：感染也是强直性脊柱炎的诱因之一。冬天温度较低，许多免疫力较差的患者容易出现感染。感染与强直性脊柱炎有较强的相关性，包括肠道感染和尿路感染。因此，在季节变化、气温剧变时，患者要及时添加衣服，预防感冒。注意饮食卫生和生殖器卫生。夏日酷暑，不可当风而卧。若居住环境潮湿或在梅雨季节，要做好房间通风，或使用除湿机除去潮湿之气。

（3）调摄饮食，精神愉悦：合理饮食的重要性不言而喻，其预防强直性脊柱炎复发的具体方式已在前述，不再赘述。人与社会是一个整体，家庭、工作、经济等问题导致的剧烈精神刺激或长期心情抑郁，可导致机体内分泌紊乱，免疫功能下降，从而促使该病的复发。所以，平时要保持心情愉快，避免过度的情绪刺激。

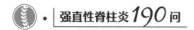

（4）及早干预，合理用药：强直性脊柱炎的治疗强调早诊断、早治疗，有利于延缓疾病的进展和改善预后。同时要遵循医嘱，进行规范化的药物治疗，使病情得到完全控制。即使是病情得到控制，患者也不能擅自停药，而应当在医生指导下，逐渐减量，确定病情完全稳定后，再酌情停药。

（5）定期复诊：定期复诊的目的是充分评估病情现状，及时优化治疗方案，及时发现药物的不良反应。医生可以根据患者病情及时做出治疗决策的改变，对延缓疾病的进展、减少疼痛的发作都是有利的。

3. 强直性脊柱炎患者能运动吗？

患者咨询

　　我儿子刚被确诊为强直性脊柱炎，因为病情不稳定，一直待业在家。平时如果坐着或者躺着久了，他就会说腰背痛又犯了，于是他会经常出去找朋友打篮球，症状会稍有缓解。可是我们很担心他这身体运动多了会出什么意外。请问强直性脊柱炎患者能运动吗？

医生回复： 就强直性脊柱炎而言，我们鼓励患者在合适的强度内运动，具体原因如下。

（1）运动能降低疾病的活动度：研究表明，同时接受运动疗法的强直性脊柱炎患者的脊柱疼痛、僵硬的改善比只接受药物治疗的患者更为明显，整体疾病活动度更低，生活质量也更高。因为运动能够减轻机体的炎症反应，抑制炎症因子的释放。此外，坚持运动的患者更能遵从医嘱进行规范治疗。

（2）运动有助于生物制剂发挥疗效：部分患者存在对生物制剂的疗效反应不佳或减量、停药后病情反复的问题。研究显示，联合运动疗法不但能提高生物制剂的疗效，还能维持生物制剂减量或停药后病情的稳定性。

（3）运动能预防强直性脊柱炎的并发症：病情控制得不理想，会导致患者出现全身慢性持续性炎症，使患者出现胰岛素抵抗、脂代谢紊乱、动脉粥样硬化等病理改变，进而产生肥胖症、高脂血症、糖尿病等并发症。

（4）运动有助于患者的康复治疗：运动可以避免脊柱和关节强直、畸形，防止骨质疏松和肌肉萎缩，在强直性脊柱炎患者的康复治疗中发挥重要作用。所以，强直性脊柱炎患者平时可以多做扩胸运动、心肺锻炼、肌肉拉伸运动等，运动后产生的内啡肽还能改善强直性脊柱炎患者的焦虑、抑郁状态，改善生活质量。

4. 如何安排强直性脊柱炎患者的运动锻炼？

> **患者咨询**
>
> 　　我爸爸患有驼背多年，在我去年被确诊为强直性脊柱炎后，我带我爸爸也来医院看病，他也被确诊为该病。我近期

仍感觉晨僵明显，医生建议我长期坚持锻炼，但由于工作性质的原因，我活动很少，也不知道该做什么锻炼，也想知道像我爸爸这种情况是否也要锻炼。请问如何安排强直性脊柱炎患者的运动锻炼？

医生回复：根据国内外指南推荐，除了药物治疗外，运动治疗也是强直性脊柱炎治疗的重要环节。其主要目的包括以下几点。①保持四肢关节的运动幅度，提高关节柔韧性，增强和恢复肌肉张力，防止肌肉萎缩，减少僵硬、肿胀、疼痛，降低发生关节融合的风险。②维持脊柱的正常生理弯曲和活动度，防止脊柱僵直、畸形和功能障碍。③维持良好的胸廓扩张度和肺顺应性，保护和恢复呼吸功能。④增强体质和身体的整体功能状态，提高抗病能力，防止或减少急性发作。⑤使患者保持良好的心理状态，增强战胜疾病的信心，提高工作能力和日常生活能力。总的来说，运动治疗应遵循的总体原则是量力而行，循序渐进，持之以恒。

根据病情进展程度，临床可将强直性脊柱炎分为早期、中期、晚期。早期为强直性脊柱炎的初始阶段，有腰背部和骶髂部疼痛，腰骶关节黏着感和晨僵，活动后减轻，骶髂关节X线检查显示正常或仅有轻度炎症改变。患者的症状以疼痛为主，脊柱活动多无困难或轻微受限，也有患者以膝关节、踝关节、足跟、坐骨神经疼痛起病。此时进行康复锻炼的目的主要是保持脊柱等中轴大关节的正常活动。合适的运动有游泳、练瑜伽、打太极拳、骑自行车、做"小燕飞"、靠墙俯卧撑等。病情中期，炎症已从骶髂关节扩展到脊柱腰段、胸段，可累及髋关节、膝关节、肩关节等大关节，影像学检查显示骶髂关节部骨缘模糊不清，关节两侧形成斑点状硬化骨。关节疼痛，脊柱或外周关节轻中度活动受限，但尚未完全僵直，运动治疗仍可使脊柱获得一定的柔软性。在此期间，体育运动和姿势治疗应加紧进行，同时借助外力，配合牵引与被动运动，每天两次，必要时加用矫形器以防止驼背发生。当病情处于晚期时，脊柱出现纤维性、骨性强直。此时疼痛多已减轻，运动已相当困难，但未完全强直而又驼背的患者仍有希望通过姿势治疗、牵引治疗、被动运动和矫形器矫正等改善症状、维持身体功能，不应放弃。但须注意力度，以防骨折。

5. 强直性脊柱炎活动期患者可以进行锻炼吗?

患者咨询

　　我儿子刚被确诊为强直性脊柱炎，经常夜间痛醒，翻身受限。医生说这是活动期，建议卧床休息，但要适当配合功能锻炼。可是疼痛带来的巨大痛苦使他行动困难，更别说锻炼了。请问强直性脊柱炎活动期患者可以进行锻炼吗?

医生回复：在强直性脊柱炎的活动期，患病关节常常在活动时疼痛加重。一些患者往往因为畏惧疼痛而减少活动，从而导致肌肉萎缩和关节挛缩。长年累月，关节和肌肉的活动能力下降，胸廓活动受限，影响呼吸功能，进而严重影响日常生活。有些患者不能完成下蹲、穿鞋、转头等简单动作，严重者因脊背畸形及髋关节、膝关节僵直而造成行走困难、不能平躺。

根据疾病活动度临床可将强直性脊柱炎分为急性期、亚急性期、慢性期。在不同时期，采用不同的科学适度的锻炼方法，能够最大限度地避免关节损害，助力强直性脊柱炎的康复。

在病变的急性期，应多注意卧床休息，同时积极进行抗炎药物治疗，减轻和控制关节炎症和疼痛，如果条件允许，可以及早、谨慎而渐进地进行关节活动。急性期应每天轻柔地帮助关节活动一至两次，达到刚刚出现疼痛的程度，有助于减轻关节挛缩。在不做运动时，应将急性发炎的关节置于适当的位置和(或)用夹板制动，以便将来发生不可避免的挛缩、畸形而又无法矫正时，可以多保持一些功能。要避免在急性期静止不动和剧烈活动两种情况。

在病变的亚急性期，患者疼痛开始减轻，可开始进行增加关节活动度与增强肌力的运动。例如，可进行收缩运动，慢慢屈曲与伸展关节，每个动作维持十至二十秒，力度以不使疼痛增加为原则，也可做等长收缩运动，慢慢收缩肌肉，在关节另一侧施以阻力，肌肉在收缩后能够更加放松，可改善僵硬。

慢性期患者在进行增加关节活动度与增强肌力的运动的同时，还应进行一些增强心肺功能的锻炼与休闲活动，如果关节活动度实在太差，可以由他人适当帮忙做关节活动，但切记速度要慢，且不要引起疼痛。背部肌肉收缩运动可增强肌肉耐力，但负荷量不可太大，原则上一次不宜超过二十下。强直性脊柱炎患者应当了解的一点是，坚持各部位的功能锻炼与药物治疗同等重要，甚至在疼痛症状完全消失和停止药物治疗后，仍应该长期坚持运动，尽可能保持各关节处于正常功能状态。

强直性脊柱炎患者在进行功能运动时，应当注意以下几点。①尽量在疾病早期进行，锻炼必须动作缓慢，持续用力，逐渐加力。② 按时进行锻炼，并且应循序渐进，持之以恒。开始时运动不要过于剧烈，运动量逐渐加大。③每日运动次数和每次运动量不能过度，若运动后新增加的疼痛持续两小时以上，或者运动引起的疲劳、不适难以恢复，则说明运动已过度，应适当调整运动量及运动方式，甚至暂时停止锻炼。④禁止动作过大、用力过猛的锻炼，避免造成骨桥骨折和肌腱损伤。⑤完全强直的关节，以及有骨桥形成的关节，禁止进行功能锻炼，以免造成不必要的损伤。

6. 强直性脊柱炎患者应如何进行功能锻炼？

患者咨询

　　我是一名强直性脊柱炎患者，患病多年，一直规范治疗，其间症状反复发作，目前仍时有疼痛。虽然医生也曾建议我适当进行锻炼，并给出了几个锻炼处方，但我不知道锻炼的具体方式。请问强直性脊柱炎患者应如何进行功能锻炼？

医生回复：强直性脊柱炎患者应根据自身的病情进展和活动度选择适合自己的功能锻炼，一些常用的功能锻炼如下。

（1）深呼吸运动：深呼吸运动可以维持胸廓最大的活动度，帮助患者保持良好的呼吸功能。该运动简单易行，并且不受时间、地点的限制。因此，强直性脊柱炎患者应坚持每天早晨及睡前常规进行此项运动，工作或休息时间也可以随时进行。运动的体位可以是立位或坐位，也可以是卧位。其要点是深深吸气，直至不能再吸入为止，然后慢慢呼气。

（2）颈椎运动：头颈部可做向前、向后、向左、向右的转动，以及颈椎米字操练习，以保持颈椎的正常活动度。应当注意的是，颈椎运动的动作一定要轻柔、缓慢，避免突然、剧烈的动作，以免对颈椎造成伤害。

（3）腰椎运动：每天做腰椎运动，如前屈、后仰、侧弯和左右旋转躯体，使腰椎保持正常的活动度。

（4）上肢运动：可做俯卧撑、斜撑、上肢前后舒展运动、扩胸运动及游泳等。

（5）下肢运动：为了保持髋关节、膝关节的活动度，防止髋关节、膝关节的挛缩、畸形，应经常进行下蹲等下肢运动。

（6）引体向上：双手高举抓单杠悬吊，用自身重量进行牵引；也可以行引体向上，吸气时向上，呼气时还原。

（7）传统体育运动：我国的一些传统体育运动，如八段锦、五禽戏、太极拳等，能外练筋骨皮肉，内养精神气血，伴随呼吸的调整，可以促使气血流通，关节灵活，有利于强直性脊柱炎患者的康复。

（8）水中运动：对强直性脊柱炎患者来说，游泳可能是最适合的全身运动。水本身对关节与肌肉就有放松与按摩的作用；水的浮力还能够减少陆上运动因重力而给患者带来的伤害；由于水施加给人体的阻力，游泳或水中步行对肌肉耐力与心肺耐力都有很好的训练作用。因此，游泳既有利于四肢运动，又有助于增强肺功能和使脊柱保持生理性弯曲。蝶式或蛙式游泳对脊柱的活动是最多的，但当脊柱关节有明显的炎症或已变形时，切记运动不可过于激烈，以免对脊柱造成进一步的伤害。本病患者严禁跳水，以免造成脊柱和脊髓损伤。另外，对于受凉后症状容易反复的患者，则不建议游泳。

此外，热水浴、矿泉浴等各种透热的方法对本病的治疗也有一定的帮助。跑步有可能加重强直性脊柱炎的症状，尤其是对于髋关节受累者，更不提倡，竞技体育也应避免。患者可以根据自己的实际情况，从以上锻炼方法中选择一种至几种，持之以恒，必有成效。

值得注意的是，因为脊柱畸形和强直会导致功能障碍，所以弯腰、扩胸及屈颈等运动都会给患者造成极大的痛苦和困难。为了减轻或预防这些不良后果，患者应谨慎而长期地进行体位锻炼，使脊柱达到和维持最好的位置，并增强椎旁肌肉的力量和增加肺活量。患者在进行功能锻炼前，应取得专科医师的指导。在休息时，应保持适当体位；一旦病变上行侵犯到胸椎及颈椎，应取去枕仰卧位；凡能引起持续性疼痛的体力活动，均应避免。这类患者还要定期测量并记录身高。

7. 强直性脊柱炎患者如何选择合适的休闲运动方式?

患者咨询

　　我今年 38 岁, 患强直性脊柱炎八年, 这么多年来, 它一直困扰着我。我在空闲的时候会去健身, 但有时运动后会感觉症状加重。请问强直性脊柱炎患者如何选择合适的休闲运动方式?

　　医生回复: 强直性脊柱炎好发于年轻人, 若能坚持适当的休闲运动, 维持健康的体能, 将有利于疾病的康复和减轻疾病所带来的躯体与心理的创伤。每个人可根据自己的情况, 选择合适的休闲运动方式, 具体建议如下。

　　(1) 当强直性脊柱炎只影响到骶髂关节及腰椎时, 大部分休闲运动都可以进行。但因患者的骨质较普通人更差, 加上韧带和肌腱的炎症与钙化, 且人体在生物力学上比较不耐冲撞, 故应避免可能发生剧烈冲撞的运动, 如踢足球等。

　　(2) 当病变影响到胸椎、颈椎时, 一些运动可能使发炎或已变形的脊柱产生太大的应力, 如篮球、足球等球类运动或体操、芭蕾舞等; 另一些运动可能因长时间维持某一种姿势而使脊柱僵硬更为严重, 如骑自行车、跳绳或跑步等。患者在做这些运动时应该注意不要太剧烈或时间太久。

　　(3) 当病变影响到下肢关节或肌腱时, 很多陆上运动会增加膝关节与踝关节的负荷, 应避免。

（4）当病变影响到肩部关节时，一些投球或击球类运动会增加其伤害，亦应避免。

简单来说，若病变只侵犯骶髂关节与脊柱，慢跑、跳绳、跳舞、骑自行车、向上爬楼梯都是合适的；但若症状较严重或侵犯到下肢关节，患者可采用以手操作的脚踏车运动。在进行重量训练时，锻炼肌肉耐力的动作每次可做二十至三十下，可以连做三次，但注意负重不要太重，因为强直性脊柱炎患者的负重能力是比较差的。

少数有心肺病变的患者在运动时应降低运动强度，并且请专科医师进行指导。

8. 强直性脊柱炎患者适合练瑜伽或做八段锦、打太极拳吗?

患者咨询

我是一名女性强直性脊柱炎患者，以前经常练瑜伽，但在一次拉伤后就没有继续坚持。现在每天晨起经过我家小区广场时，我常会看到一些高龄老人在组团进行八段锦、太极拳之类的养生运动，我也非常想加入他们的行列。请问强直性脊柱炎患者适合练瑜伽或做八段锦、打太极拳吗?

医生回复：强直性脊柱炎患者的病变可累及腰骶部、胸背部、颈椎等部位。持续的炎症和椎体的病变使周围的肌肉、韧带、神经也相应受到影响，出现疼痛，由于受到疼痛保护机制的影响，患者倾向于不去或少去刺激产生疼痛的组织，致使整个脊柱的活动度及相关的肌力、耐力、平衡性、柔韧性等功能整体下降，导致身体形态异变，影响日常生活工作。

研究表明，采用合适的瑜伽体式，量力而行，有意识地控制练习，循序渐进，有助于改善患者脊柱屈、伸、侧屈、回旋等运动状态，提升力量、柔韧性和平衡性等功能及全身的协调性。需要注意的是，瑜伽体式作为体育康复的手段，并不是单独使用的，而是在配合缓解期的药物治疗，或配合术后的康复训练时选用的，首次接触或练习时间尚短的患者一定要在专业瑜伽师的指导和辅助下练习，防止不安全动作和运动损伤的出现。

八段锦是传统的健身方法之一，是我国劳动人民根据生产生活需要而创造的一套保健体操，至今已流传八百余年，是历代养生家和练习者共同创造的知识财富。其练习过程包含了抻筋拔骨的伸展性动作，有利于提高练习者的柔韧性，从而达到引体令柔的目的。此外，八段锦还重视躯干折叠等固肾壮腰的练习，其中有许多站桩的姿势。根据足部反射区原理，墩足跟可以有效地刺激生殖和泌尿系统的反射区，起到补肾、壮骨的作用。实践证明，八段锦独特的姿势练习可促使躯体肌肉、肌腱及韧带充分放松，伸展性和柔韧性得以提高，再配合呼吸，可以适度刺激脏器、神经与腺体等，进而促进个体的心理、生理健康。因此，八段锦符合人体运动规律，经常练习可舒筋柔体、补肾壮骨，使患者得到很好的锻炼，减轻痛苦，提高生活质量，是一种疗效确切的体育锻炼方法。

太极拳以"松"为宗旨，可以减少关节周围的肌腱、韧带对关节的作用，促进关节、骨骼及肌肉之间的协调运动，同时通过肢体自身重量的牵拉作用，缓慢持续地拉伸脊柱、髋关节、膝关节、踝关节等的韧带，可以增大关节间隙，提高关节灵活性和关节活动度。一些研究表明，在强直性脊柱炎的临床治疗中，可配合太极拳的白鹤亮翅招式进行康复锻炼，改善症状，提高生活质量。

需要注意的是，瑜伽、八段锦、太极拳的运动强度皆以循序渐进为原则，坚持锻炼，运动强度应适中，一般以运动后疲劳、疼痛在两小时内恢复为宜。关节活动应在关节允许范围内进行，防止意外发生。患者若在练习中无不适症状，则可逐渐增加练习的动作和时间。

9. 强直性脊柱炎患者适合做有氧运动吗?

患者咨询

我被确诊为强直性脊柱炎两年了，医生说疾病缓解期应该进行适当的运动。我偶尔也会去跑步，但每次稍做运动，就会明显感觉气喘，很难坚持。请问强直性脊柱炎患者适合做有氧运动吗?

医生回复：强直性脊柱炎是主要累及中轴关节的炎症性疾病，抗炎治疗是该病治疗的重点，运动具有直接或间接的抗炎作用。运动可使骨骼肌分泌细胞因子，作用于其他器官，发挥调节免疫功能及直接抗炎的作用。另外，强直性脊柱炎患者可因体力活动量不足而致异位脂肪堆积，加剧全身性炎症，并进一步加重中轴关节炎或外周关节炎等炎症的恶性循环，而运动可改善人体关节功能、身体成分，减少心血管疾病的危险因素，打破炎症的恶性循环，起到间接的抗炎作用。一项研究表明，中等强度（40%～60%储备心率）的有氧训练结合功能锻炼的综合型运动康复干预方案是强直性脊柱炎患者安全有效的干预方案。该方案不仅能有效改善患者的疾病活动度及疼痛、疲劳感等临床表现，还能有效提高患者的背部肌肉耐力、颈椎侧屈活动度和髋关节后伸活动度等身体活动能力，所以，我们推荐强直性脊柱炎患者可在一定的药物治疗中结合中等强度的有氧运动，如游泳、散步、骑自行车、练瑜伽、打太极拳等，但建议轻量起步，量力而行，最好在病情稍稳定的时期进行，避免受伤。

10. 强直性脊柱炎患者适合做肌肉力量训练吗？

患者咨询

我今年28岁，患强直性脊柱炎六年了，经过规范治疗，目前无明显疼痛感。我朋友新开了健身房，经常邀请我去一起健身。由于担心健身会引发腰痛，我常常婉拒。请问强直性脊柱炎患者适合做肌肉力量训练吗？

医生回复：强直性脊柱炎患者的所有肌力均低于普通人。强直性脊柱炎不仅会导致上肢、下肢肌力降低，肌肉萎缩，还会引起躯干肌力显著降低，且躯干伸肌肌力下降比屈肌更为严重。躯干的稳定需要屈肌和伸肌力量的协调，因此，不仅需要进行四肢肌肉的肌力与肌肉耐力训练，还需要加强躯干肌群包括浅层核心肌群（如竖脊肌、腹直肌、臀肌等）与深层核心肌群（如腹横肌、盆底肌、多裂肌等）的肌力与肌肉耐力，以起到稳定脊柱、预防脊柱变形的作用。以下是几个相对合适的核心肌群训练，患者要视各自情况选择。

（1）腹肌收缩：仰卧于地面上，膝盖弯曲，双手交叉放在胸前，然后，用腹部力量抬起上半身，使上半身尽量靠近膝盖，保持数秒再放下，重复十次。

（2）模拟骑自行车：仰卧于地面上，双腿在空中模拟骑自行车的踩踏动作，收缩腹肌，双腿保持交替运动，同时上半身保持平稳，每次进行三十秒。

（3）平板支撑：俯卧于地面上，肘关节屈曲，用上肢和脚尖将身体撑起，保持身体呈直线的姿势，尽量保持这个姿势数秒，然后放松，重复五次。

11. 有什么针对强直性脊柱炎患者的脊柱锻炼方法？

患者咨询

我去年因为腰背痛被确诊为强直性脊柱炎，医生看了我的检查后，说我已经形成了骨赘融合，建议我除了按时吃药、打针外，还要适当地运动，这对预防脊柱变形有很好的作用。请问有什么针对强直性脊柱炎患者的脊柱锻炼方法？

医生回复：针对缓解期的强直性脊柱炎患者，我们有以下几点关于脊柱锻炼方法的建议。

（1）立位、坐位姿势锻炼法：患者取立位，类似军训的站立标准，双脚稍并拢，尽最大努力抬头挺胸，双眼平视正前方，但须量力而行，同时两手自然垂放于身体两侧，必要时可以进行头前屈、后仰，稍微向左右侧屈，再向左右旋转，以达到活动颈部的目的。患者取坐位，坐在座位的前1/3，双手分别放在同侧膝盖上，头部活动同立位。

（2）脊柱矫形操：目的是活动脊柱。患者站直，双手放于身体两侧，上半身向左右旋转，或者弯腰使双手下垂够脚尖，或者举起双手同时身体后仰。

（3）扩胸运动：与体操运动类似，患者双手握拳，然后抬起手臂，与肩部同高，再将双手连同手臂尽可能用力分别向身体后方伸展。

（4）腰背部肌力锻炼：患者俯卧于稍硬的床上或地板上，腹部下方须垫一个稍厚的坐垫或枕头，让患者努力同时抬起自己的头部、胸部和四肢，只是腹部不抬起。

患者每个动作坚持五秒，然后慢慢放下。每次每个动作重复做三至五次，每天运动两次，每次运动的时间尽量控制在二十分

钟左右。医生注意叮嘱患者所有锻炼动作均应在其可承受范围内
进行，切不可强行拉伸。

12. 为什么医生都建议强直性脊柱炎患者游泳？

患者咨询

我是一名强直性脊柱炎患者，几个医生都建议我去游泳，说对病情有好处，但我父母担心我是寒湿体质，游泳会加重我的病情。请问为什么医生都建议强直性脊柱炎患者游泳？

医生回复：强直性脊柱炎的临床特点是静息性疼痛，即进行相应活动时可缓解疼痛和其他临床症状。游泳是一项全身性运动，集肢体运动与扩胸运动于一体，既有利于四肢运动，又有助于增强心肺功能和使脊柱保持生理性弯曲，避免关节过度负重，适合强直性脊柱炎患者。而寒湿体质的强直性脊柱炎患者则应避免游泳，以免加重病情。

《本草纲目·水部》曰："水者，坎之象也。……其体纯阴，其用纯阳。"也就是说，水性阴寒。游泳是长时间泡在纯阴水里，无论是海水，还是江、河、湖里的水，日照程度虽有不同，但温度大都在30℃以下，远远低于人的体温。在游泳时，一方面，身体为抵抗水的寒凉，会启动御寒机制，激发身体用大量的阳气来保持体温，阳气大量消耗；另一方面，游泳需要大幅度地划手踢腿，

需要全身肌肉配合运动，而在运动时，人体的腠理孔窍打开虽有助于散热降温，排泄汗液，但在水中，也为寒邪水湿的进入大开"方便之门"，导致阳气不固，寒湿内侵。西医讲的"免疫功能"亦是阳气功能的一方面表现。阳气强者，其机体免疫功能亦强，可有效抵御来自外界各方面的邪气侵入，不容易患病；阳气衰减，表明机体抗邪能力变差，易表现为各类病态特征。而阳气的强弱与人体体质密切相关。对于体质偏寒、阳气偏弱之人，游泳易引动其体内的阴邪，而出现一系列严重的病理状态。所以，寒湿体质的强直性脊柱炎患者不适合游泳，需要先调理体质。

13. 强直性脊柱炎患者如何预防心血管疾病的发生？

患者咨询

我14岁时被确诊为强直性脊柱炎，今年54岁，目前病情控制得还算稳定。但前两年体检发现血压比较高，医生说不排除跟我患强直性脊柱炎多年有关。请问强直性脊柱炎患者如何预防心血管疾病的发生？

医生回复：强直性脊柱炎是一种慢性进行性疾病，临床以炎性下腰部疼痛为主要表现，除此之外，强直性脊柱炎患者可合并许多关节外表现，如皮肤、黏膜、眼睛、肺和肠道等的病变，并可影响心血管系统。而增加患者心血管疾病患病风险的因素主要有以下三个方面。①炎症可使血管内皮功能异常，促使动脉斑块形成，诱发动脉粥样硬化。②长期激素治疗会使体内水钠潴留及血脂代谢、糖代谢异常，从而继发高血压、动脉粥样硬化、糖尿病等疾病；③强直性脊柱炎患者较普通人有更高的代谢问题发生率，如血脂异常、高血压、糖尿病、高尿酸、高血液黏滞度等，而这些代谢问题都会对人体的心血管系统造成负担，从而增加患者动脉硬化的发病风险。

当强直性脊柱炎患者存在心血管疾病时，常因无明显临床症状而被漏诊。因此，对于有激素使用史的患者，医生会常规进行心电图、超声心动图、ESR、血红蛋白、心肌酶等检查，以便发现早期合并的心血管疾病，以及时采取适当的治疗措施。强直性脊柱炎患者也可以采取以下措施来应对心血管疾病的可能风险。

（1）戒烟：吸烟是一系列自身免疫性疾病的患病风险因素，也是心血管疾病的患病风险因素。

（2）控制血压：低盐饮食有助于控制血压；如果出现血压升高，及时咨询医生。

（3）保持良好的体重：保持身体质量指数（body mass index, BMI）在 $25kg/m^2$ 以下，从而维持良好的体重，这不仅对心血管系统有益，也对关节有益。

（4）改变食谱：多吃水果蔬菜、低脂蛋白和低脂乳品，追求全谷物主食和含不饱和脂肪酸的植物油饮食，拒绝油炸食品。

（5）定期运动：有氧运动有益心脏，运动还对关节健康有益。

（6）保证足够的睡眠：缺乏睡眠会引发新陈代谢问题及心血管疾病，尝试规律入睡和起床，睡眠时保持卧室的阴凉和黑暗。

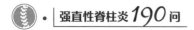

（7）规律体检：定期检查血压和胆固醇含量。这两者如果过高，都会对心血管系统不利，而它们的异常往往并不会有早期征兆。

14. 强直性脊柱炎患者如何预防肾脏损伤?

患者咨询

我弟弟是一名强直性脊柱炎患者，最近他发现他的小便中有很多泡沫，到医院检查，医生建议他检查尿常规和肾功能，后来医生告诉我们，我弟弟可能存在肾脏损伤。请问强直性脊柱炎患者如何预防肾脏损伤?

医生回复：虽然强直性脊柱炎最突出的症状表现在脊柱，但该病和骨折之类的骨科疾病不同，它是一种复杂的自身免疫性疾病，损伤会累及全身上下多个器官和系统，并且发病机制至今尚未明确。

国内外不同的研究报道显示，强直性脊柱炎继发肾脏损伤的发生率在 10% ~ 35%，且强直性脊柱炎继发的肾脏损伤类型多种多样。在国外，最常见的强直性脊柱炎继发肾脏损伤类型是肾淀粉样变性，其发病机制是淀粉样物质沉积于肾脏，可导致肾功能迅速恶化，最终发展为肾功能衰竭和死亡。而我国报道的最多见的强直性脊柱炎继发肾脏损伤类型为 IgA 肾病，但病因尚目前不清楚，主要特征为镜下血尿或反复发作性肉眼血尿。而且强直性脊柱炎患者多长期服用非甾体抗炎药，对于肾脏损伤是药物所致还是疾病所致，临床有些时候不是很容易鉴别。

强直性脊柱炎患者发生肾脏损伤并非很少见，但其起病较为隐匿，早期临床表现不明显，等到出现临床表现时，肾脏病变已达到较严重的程度，甚至有可能达到尿毒症期。应对肾脏损伤的关键仍然在于早诊断、早治疗。如果强直性脊柱炎患者有以下两个临床表现，就要警惕肾脏损伤的可能。①血尿、蛋白尿：这是肾脏损伤最常见的临床表现。普通人的尿液应该是淡黄色的，如果尿液颜色发红，那就有可能混入了血液。②尿液中有泡沫：正常情况下，尿液并不会出现明显泡沫，如果出现持续、大量的泡沫，就有可能是由尿中蛋白质增加引起的。

此外，为预防肾脏损伤，强直性脊柱炎患者平时还应注意以下生活细节。①避免滥用药物：长期服用偏方、保健品，其中的一些肾毒性药物会对肾脏造成不可逆的损伤。②改正不良生活习惯：除了吸烟外，不爱喝水、暴饮暴食、过量饮酒、过度劳累、经常熬夜、生活作息不规律等都存在引发急性肾损伤的风险。③规律体检：定期检查身体是早期发现肾脏损伤的最佳办法。此外，大部分患者的肾功能不全继发于糖尿病、原发性高血压、肥胖症等慢性病，这些患者的肾脏体检频率要提高到三个月至半年一次。

15. 如何调整强直性脊柱炎患者的情绪?

患者咨询

我患强直性脊柱炎多年了,饱受疼痛的折磨,也治疗了很长时间,耗费了很多钱,还连累了家人花时间照顾,我心里难过着急,而且有点自卑,不想去工作,不想见人。请问如何调整强直性脊柱炎患者的情绪?

医生回复: 强直性脊柱炎是一种慢性发展性疾病,往往病程较长,患者饱受疾病的折磨,难免会有情绪的波动,这点是可以理解的。但是,要学会调节情绪,不要让负面情绪长时间影响自己。要知道,长时间的负面情绪不仅会影响治疗效果,还有可能引起抑郁、焦虑等异常,久而久之,患者可能出现抑郁症、焦虑症。除了了解自身病情,积极治疗,遵医嘱用药,强直性脊柱炎患者还要以积极乐观的心态面对病情和治疗,才可以更好地配合治疗,更好地运动锻炼,病情康复情况也会更好,这是一个良性循环。这里有几个改善情绪的小妙招。

(1)多培养兴趣爱好:患者感到情绪低落,多半是因为将注意力全部集中在自身的症状上,平时可以多唱歌、绘画、听音乐等,强直性脊柱炎患者的生活也可以很精彩,而不仅仅是与病魔作抗争。

（2）多与人沟通：患者千万不要因为自身的病情影响行动和美观而不愿与人沟通，这样封闭自己的内心更容易引发负面情绪。建议患者多和家人、朋友沟通，或和强直性脊柱炎病友沟通。

（3）通过饮食改善情绪：研究表明，焦虑、紧张、易怒等情绪的出现很有可能是因为缺少 B 族维生素，缺乏维生素 B1 可能会使人沮丧、易怒，缺乏维生素 B6 可能会使人抑郁、焦虑。富含 B 族维生素的食物有燕麦、玉米、牛奶、花生等。

（4）就医寻找帮助：治疗师或者其他心理健康专家可以提供一些策略来减少强直性脊柱炎病友的不良情绪，患者可能受益于心理治疗、药物治疗，或者这两者的结合。抑郁和焦虑是可以治疗的，但是尽早治疗很重要，因为这会对强直性脊柱炎病情的治疗和管理产生重要影响，也有助于患者更好地长期接受治疗。

16. 强直性脊柱炎患者可以接种疫苗吗?

患者咨询

最近流行病频发，家人常建议我去接种疫苗。请问强直性脊柱炎患者可以接种疫苗吗?

医生回复：强直性脊柱炎患者接种疫苗需要注意以下几点。

（1）优先在病情缓解期接种：在给强直性脊柱炎患者接种疫苗时，临床的常规做法是选择在患者病情缓解期接种。而针对在疾病活动期接种疫苗的研究非常少，其有效性和安全性尚不明确，因此不建议。患者若需要在疾病活动期接种疫苗，一定要在医生的指导下接种，且接种后要观察是否出现不适。

（2）疫苗应优先在计划免疫抑制治疗之前接种：需要接受免疫抑制剂（如柳氮磺吡啶、甲氨蝶呤、来氟米特）治疗的强直性脊柱炎患者，若需要接种疫苗且病情允许，应该在免疫抑制治疗之前进行，以确保机体对疫苗产生最佳反应。然而，病情危重的患者应该优先进行免疫抑制治疗，不能因为接种疫苗而耽误强直性脊柱炎的治疗。

（3）优先选择接种灭活疫苗：研究发现，患者使用灭活疫苗，一方面是因为灭活疫苗是有效的，另一方面是因为使用灭活疫苗没有出现过重大的安全问题。而活疫苗是减弱了毒性的真病毒，接种后可能会使强直性脊柱炎患者发生感染。不过，也有数据表明，风湿性疾病患者使用麻疹 - 流行性腮腺炎 - 风疹活疫苗和带状疱疹减毒活疫苗可能是安全的，但在使用时，医生仍需要根据患者的具体情况综合考虑。

（4）临床诊疗指南对风湿性疾病患者接种具体疫苗的建议：临床诊疗指南强调，风湿性疾病患者接种疫苗的最佳时机为病情缓解期，接受免疫抑制剂治疗的风湿性疾病患者应尽量避免使用减毒活疫苗；强烈推荐风湿性疾病患者接种灭活流感疫苗、23 价肺炎球菌多糖疫苗；有肝炎病毒感染风险的风湿性疾病患者推荐注射甲型和（或）乙型肝炎疫苗，部分患者应接种人乳头状瘤病毒疫苗；不建议风湿性疾病患者接种卡介苗。

17. 职业对强直性脊柱炎有什么影响?

患者咨询

　　我有两个朋友都是强直性脊柱炎患者，一个从事重体力劳动十多年，另一个是一名软件设计工程师，病情都控制得不太好。但我在网上看到有的患者的病情控制得不错，如今如普通人一般生活。请问职业对强直性脊柱炎有什么影响?

　　医生回复: 从发病因素来看，一项针对强直性脊柱炎患者职业构成的分析发现，在强直性脊柱炎患者中，农民和工人所占比例大，分别达到40.2%和24.1%。农民和工人以从事体力劳动为主，劳动强度相对较大，会导致脊柱被压迫变形，这可能是诱发强直性脊柱炎的一个重要因素。另外，强直性脊柱炎的疼痛以静息痛为特征，夜间、晨起、久坐后起立时明显，有些职业需要长期端坐，造成脊柱长时间不活动，如司机长时间控制方向盘，固定姿势，影响关节活动度，且长期路途颠簸震动，易造成脊柱损伤。从疾病诱因来看，长期坐在办公室工作的强直性脊柱炎患者，每天都在长时间地工作，长期的坐姿不正确极易导致病情复发和加重，但这是可防可治的，可以通过适当的锻炼来改善。从治疗预后来看，强直性脊柱炎患者往往需要承担昂贵的治疗费用，从某种程度上来讲，职业的区别大体决定了患者收入的差异，从而间接影响了治疗预后。

18. 气候对强直性脊柱炎有什么影响?

我是一名患病二十多年的"资深患者",一直都在吃药治疗、坚持锻炼和规律作息,但每逢冬天就会发作。请问气候对强直性脊柱炎有什么影响?

医生回复: 天气变化对强直性脊柱炎的发病和复发有很重要的影响。在秋冬季节,天气寒冷,早晚温差大,容易导致强直性脊柱炎病情的复发和加重;在夏季,随着气温的上升,强直性脊柱炎患者的症状会缓解,但若遇到潮湿的天气及夏季贪凉饮冷,或不避免冷水的刺激,也有导致病情复发和加重的可能。应对四季的变换,有如下注意事项。

在春季,强直性脊柱炎高发。虽然春季来临,中午的气温较高,但是冬末春初的温度变化较大,且早晚的温差也较大,有些年轻人极易过早脱掉棉服,穿上单薄的外套,可能导致感冒发热,免疫力下降,引起强直性脊柱炎复发。所以,患者应根据天气的变化适时增减衣物,不要穿得过于单薄,尤其要注意腰背部的保暖,避免受到风寒潮湿的侵害。

在夏季,气温较高,强直性脊柱炎患者的病情会好转,但这并不意味着疾病的消失,夏季贪凉、饮食不洁及有些有害微生物的繁殖等,都会增加肠道感染的风险,从而引起病情复发和加重，所以在夏季要养成良好的饮食习惯，注意卫生。

在秋季，气温忽高忽低，气候干燥多风，也会引起病情的复发和加重，这可能与温度、湿度及日照时间有关。

在冬季，气温越来越低，冬季是强直性脊柱炎患者最容易发病的时候。因为冬季气温低，寒气重，易侵蚀关节，所以患者在冬季要注意保暖及适当进行室内锻炼。需要提醒患者的是，在寒冷季节，晨练不宜过早，否则容易遭受风寒袭击，加重病情。

19. 幼年强直性脊柱炎患儿及其家长应注意什么?

患者咨询

我儿子 10 岁时被诊断为幼年强直性脊柱炎，现在 14 岁，虽长期服药，但病情仍反反复复。作为家长的我们很担心，在日常生活中谨慎呵护。请问幼年强直性脊柱炎患儿及其家长应注意什么?

医生回复：本病的治疗目的在于控制关节炎症，减轻疼痛，维持关节功能，预防关节畸形及病情复发和加重。这就需要家长和患儿的密切配合。

幼年强直性脊柱炎的整个发病过程变化多端，部分患儿的病情能够长期得到缓解，且不留下后遗症或后遗症很少；有些患儿的病情则持续发展，引起不同程度的关节畸形，以致出现关节功能障碍。强直性脊柱炎的病情预后与发病年龄确实存在一定的关系。一般来说，强直性脊柱炎的发病越早，发病年龄越小，预后可能越不好。例如，13岁以下发病的幼年强直性脊柱炎累及髋关节的概率较高，这意味着病情可能更严重。相反，发病年龄越大，预后可能越好。此外，强直性脊柱炎是一个高度抑制性疾病，不同患者的病情差距很大。有些发病晚的患者可能只是表现出阶段性的交替臀腿痛，到了一定年龄（如50岁）后，症状可能会自然缓解。但请注意，这些只是一般性趋势，并不适用于所有情况。每个患者的病情都是独特的，预后也会因个体差异而不同。如果患儿被确诊为强直性脊柱炎，家长应及时带患儿就医，与专业医生进行详细讨论，了解适合患儿的治疗和康复方案。只要在发病早期得到了及时的治疗和良好的护理，大部分患儿可以康复。

虽然至今尚无特效药物治疗幼年强直性脊柱炎，但只要采取综合治疗，仍可以有效地控制疾病的发展和避免关节残疾。

强直性脊柱炎一般是急性发病，并且大多数患儿呈双侧髋关节病变，或合并其他关节同时发病，个别患儿呈单侧髋关节病变。当病情处于活动期时，应注意患儿的休息，除了保证晚上有充足的睡眠外，白天也应安排一定的睡眠及休息时间。患儿在高热及膝关节等负重关节肿痛较明显时，需要卧床休息。家长应鼓励患儿进行适当的活动，以避免因长时间不活动造成骨质疏松、肌肉萎缩、关节挛缩和强直等不良情况的出现。但活动要适度，过度的活动反而会加重关节炎症。在温水中进行活动会使患儿更舒适且更有兴趣。要选择一些有助于肌肉发育和保持患儿健康的玩具。骑三轮车和自行车能促进患儿使用多个关节，且不会对这些关节施加太大的压力。游戏设备要合适，以便患儿和普通儿童能在一起玩耍，如有两个座位的秋千或有靠背的跷跷板。娱乐活动有助于患儿结交朋友，同时可以增强他们的体质。

夹板有助于防止关节变形。患儿会感到爬行比步行更舒服，但长此以往，弯曲的关节会出现永久性挛缩，因此，应当鼓励患儿直立行走。

患儿遭受着肉体和精神的双重痛苦，他们需要来自家庭和朋友的关爱和支持，也需要社会的同情与温暖。即使患儿出院后，儿童教育也应该继续进行下去。个别不能独自行动的患儿需要到为残疾儿童所设的专门学校去学习。患儿参加学习与玩耍的重要性还在于他们不被其他儿童排斥在外。

在饮食方面，家长应给予患儿可口、容易消化、含有高蛋白、富含微量元素及维生素的食物，如大豆、黑豆、黄豆、栗子等，有促进肌肉、骨骼、关节、肌腱的代谢，帮助修复病损的作用。一般可参考强直性脊柱炎成年患者的饮食要求来安排，但也不必有太多忌口。

第八篇

监测指标

1. 强直性脊柱炎患者需要定期复查哪些相关指标?

患者咨询

　　我患有强直性脊柱炎，一直遵医嘱定期复诊，有时候医生会建议我做一些检查，但每次检查的项目都不完全相同。我认识的一个病友每次检查的项目也跟我的不完全一样。请问强直性脊柱炎患者需要定期复查哪些相关指标?

　　医生回复：强直性脊柱炎是一种慢性易复发的风湿性疾病，所以定期复查是每位患者的"必修课"。在治疗过程中，医生和患者需要关注的是两大问题：疾病是否还在活动? 所服用的药物是否会引起不良反应? 而定期复诊主要是针对这两大问题进行相应的检查。通过定期复诊，医生能更了解患者的病情变化，有助于医生对症治疗，监测并发症，监控药物的不良反应，并及时做出相应的治疗方案调整。

　　（1）常规复查项目：血常规、尿常规、肝功能、肾功能，以及影像学检查、ESR、CRP。前四者是为了了解患者对药物有无产生不良反应，并简单了解患者的基本情况，后三者是为了评估药物治疗效果及病情活动度。

　　在服用药物早期，血常规、尿常规、肝功能、肾功能及炎症指标检查可一至两周进行一次，若未发现明显不良反应，则间隔时间可逐渐拉长，从两至四周一次慢慢延长至三个月至半年一次，但最长不超过半年。半年至一年复查一次骶髂关节 CT 或 MRI，动态监测脊柱正侧位 X 线检查变化情况，以了解病情进展情况。

（2）根据用药复查相应的项目：不同的风湿性疾病所使用的药物不同，不良反应也有差别。为监测药物的不良反应，除了需要定期复查以上提到的指标外，还需进行其他相应的检查。

长期服用非甾体抗炎药（如双氯芬酸钠、布洛芬、洛索洛芬钠、美洛昔康、依托考昔、吲哚美辛、小剂量阿司匹林等）的患者需要至少两至四周检查一次粪便常规和粪便隐血试验。患者如果发现大便异常，化验提示隐血阳性，则可能有消化道出血，应及时就诊处理。

长期服用来氟米特的患者需要至少数月检查一次肝功能、血压和胸部 X 线；长期服用羟氯喹的患者需要定期复查心电图和眼底情况；长期服用甲氨蝶呤的患者需要定期检查肝功能、血常规、血叶酸水平和胸部 X 线。

长期服用糖皮质激素的患者需要至少几个月检查一次血压、血脂、血糖、电解质和骨密度。

长期使用生物制剂的患者在治疗三个月后，需要复查肝功能、肾功能、血常规等；半年后复查病毒性肝炎相关指标肝炎、γ 干扰素释放试验、胸部 X 线等；之后每半年定期复诊，直到停药三个月后。

注意：一般不建议强直性脊柱炎患者长期使用糖皮质激素。

2. 强直性脊柱炎患者需要多久复查相关指标?

患者咨询

　　我患有强直性脊柱炎,规律复诊,目前病情稳定,近期去复诊时,我发现医生建议的复查间隔时间比刚确诊时要长得多。请问强直性脊柱炎患者需要多久复查相关指标?

　　医生回复: 前面提到的各项指标的检查间隔时间可能会有所不同,但是为了方便记忆复诊时间,建议患者在药物治疗开始时,每一个月左右到医院复查一次,待达到治疗目标且病情控制稳定后,间隔时间可逐渐拉长,以后每两至三个月复查一次。主要的复查指标首先是 ESR、CRP 等炎症水平指标,其次是血常规、尿常规、肝功能、肾功能等常规检查指标,主要用于评估药物不良反应的大小。若病情活动,累及髋关节等,可半年复查一次关节 MRI 或 CT;若病情相对稳定,可一年复查一次,以了解骨质破坏的进展情况,从而判断是否需要调整用药。实际上的复查指标应由专科医生根据患者病情决定。

3. 医生会对强直性脊柱炎患者进行哪些病情评估?

　　我上个月因为双侧髋关节疼痛、夜间痛醒而到医院检查,医生让我抽血、拍片,最后诊断我为强直性脊柱炎,说我目前的炎症指标水平很高,让我好好重视治疗。请问医生会对强直性脊柱炎患者进行哪些病情评估?

　　医生回复:在临床上,专科医生会根据多方面表现对强直性脊柱炎患者的病情进行详细评估,制订个性化的治疗方案,评估项目主要包括以下四个方面。①患者的自我评估:晨僵和腰背痛的严重程度、关节活动度、生活质量,以及有无关节外表现,如眼部病变、肠炎、足跟痛等附着点炎、皮疹等。②实验室检查:CRP、ESR 等炎症指标的情况。③影像学检查:骶髂关节、脊柱及其他受累关节(如髋关节等)的炎症、破坏、融合情况。在疾病诊断的初期,有些医生会建议进行骶髂关节的 MRI 和 CT 检查,主要是两者对疾病评估的着重点有所差异,MRI 能发现比较早期的关节炎症,而 CT 可以清楚显示关节的破坏和融合情况。④专科检查:疾病相关的具体评分、关节活动度的测量比较等。

4. 强直性脊柱炎患者如何进行自我病情评估和疼痛评估？

> **患者咨询**
>
> 自从我被确诊为强直性脊柱炎，医生建议我在家也要定期评估自己的病情变化和疼痛程度，可我不是专业医生，不知如何评估。请问强直性脊柱炎患者如何进行自我病情评估和疼痛评估？

医生回复：强直性脊柱炎的活动度与基本治疗和预后等因素密切相关，是反映疾病炎症等多种疾病相关情况的重要指标。定期监测疾病活动度有助于患者和医生准确把握病情，及时结合病情变化调整用药方案。目前临床上评价强直性脊柱炎活动度较常用的两种方式是 ASDAS 和 BASDAI。为方便患者和医生进行病情评估，上述两种方式现已有相应计算器作为评估工具，以简单评估强直性脊柱炎的疾病活动度。

如果您最近去医院做过 CRP 或 ESR 的血液检查，可以在微信中搜索"中华医学会风湿病学分会"公众号，进入公众号，点击右下角的"风湿科普"模块，进入"疾病评估工具"，选择"强直性脊柱炎"，选择"ASAS 组织提出的疾病活动度评分ASDAS"，里面一共五个问题，其中包括总体腰背痛程度、晨僵持续时间、患者总体评价、外周关节疼痛 / 肿胀程度、CRP 或

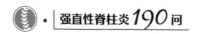

ESR，回答完这五个问题，即可得出 ASDAS。

根据评分的不同，可以判断疾病的活动程度：ASDAS ＜ 1.3，代表疾病不活动；1.3 ≤ ASDAS ＜ 2.1，代表中疾病活动度；2.1 ≤ ASDAS ＜ 3.5，代表高疾病活动度；ASDAS ＞ 3.5，代表很高疾病活动度。此外，在患者接受治疗的过程中，ASDAS 的变化也可以用来判断治疗效果。如果评分自基线改善 ≥ 1.1，代表发生临床重要改善；若评分自基线改善 ≥ 2.0，则代表发生临床显著改善。

如果最近没有做过血液检查，您也可以进行病情评估。在微信中搜索"中华医学会风湿病学分会"公众号，进入公众号，点击右下角的"风湿科普"模块，进入"疾病评估工具"，选择"强直性脊柱炎"，选择"Bath 强直性脊柱炎活动指数评分 BASDAI"，一共有六个问题，同样按照自我感觉打分，其中包括对乏力、总体腰背疼痛程度、外周关节的疼痛 / 肿胀程度、附着点炎、晨僵不适的严重程度、晨僵持续时间的评分，BASDAI ≥ 4 分，提示病情活动。此外，如果后次分值比前次分值减少 ≥ 2 分，提示病情有改善。

除此之外，患者还可通过记录自己的症状包括疼痛、疲劳、僵硬等，并采用简单的视觉模拟评分，进行自我评估。如用 10cm 的直尺，0cm 点认为是良好的健康状况，10cm 点认为是极度疼痛、疲劳或糟糕的健康状况，记录自己认为的当前状况所处的大致位置，这样动态地观察自己的健康状况，并进行前后比较，可以做到心中有数。若一段时间内出现健康状况滑坡，患者应及时就医。

还需要强调的是，患者自我评估主要依据主观感受，其目的在于加强自我管理及协助医生诊疗，仅作为病情综合评估的一部分。为了更准确地评估病情，患者还应定期到医院复诊。